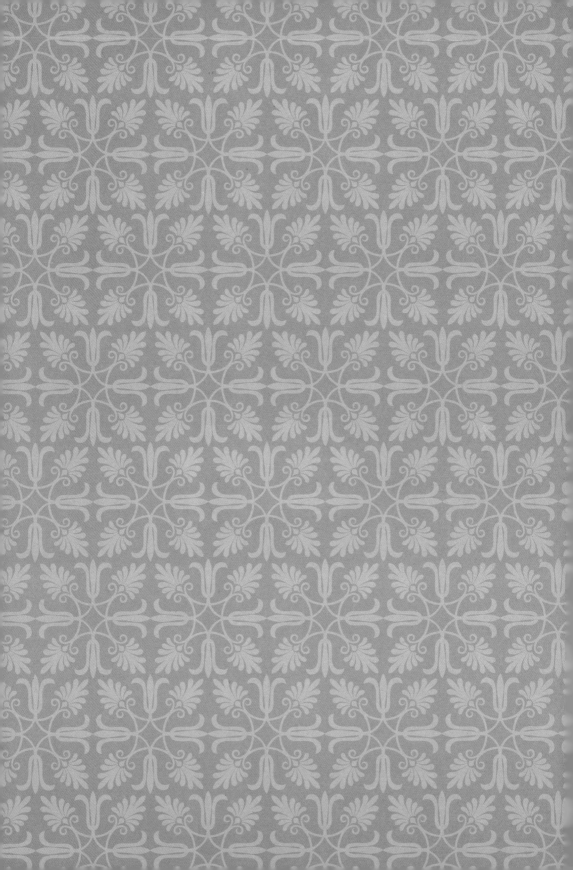

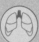

科学原来如此

生命的神秘杀手

段楠鹏◎编著

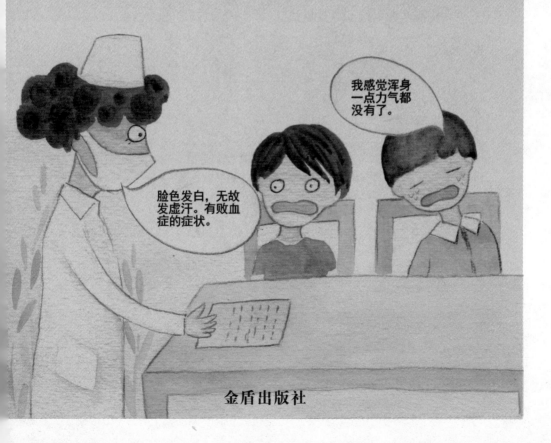

金盾出版社

内 容 提 要

　　疾病的种类很多，小到感冒、营养不良、胃肠炎，大到败血症、乙肝、癌症……疾病的历史很早，中世纪就曾出现过高传染性的鼠疫、霍乱、天花等等，也有些特定区域的疾病，比如只在非洲地区传播的埃博拉病毒等，这些疾病为我们的生活带来了什么样的后果？我们又该如何预防和控制呢？

图书在版编目（CIP）数据

生命的神秘杀手/段楠鹏编著. — 北京：金盾出版社，2013.9
（科学原来如此）
ISBN 978-7-5082-8472-9

Ⅰ.①生… Ⅱ.①段… Ⅲ.①疾病—少儿读物 Ⅳ.①R366-49

中国版本图书馆 CIP 数据核字（2013）第 129525 号

金盾出版社出版、总发行
北京太平路 5 号（地铁万寿路站往南）
邮政编码：100036 电话：68214039 83219215
传真：68276683 网址：www.jdcbs.cn
三河市同力印刷装订厂印刷、装订
各地新华书店经销
开本：690×960 1/16 印张：10 字数：200 千字
2013 年 9 月第 1 版第 1 次印刷
印数：1～8 000 册 定价：29.80 元
（凡购买金盾出版社的图书，如有缺页、
倒页、脱页者，本社发行部负责调换）

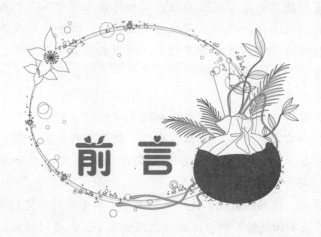

前言

　　我们所生活的世界是一个非常美好的世界，每个人都希望自己能快快乐乐地生活在其中并去享受它。但是，总是有很多因素在困扰着我们的生活，在这些因素中，最常见也最可怕的，就是疾病。

　　疾病是什么呢？简单点说，就是我们健康的身体出问题了，体质下降了，以前身体能做的事情不能做了，需要修养或者治疗才能好。恢复健康前的过程，身体所反映出的一些症状就叫做"疾病"。疾病的种类有很多种：心肌梗死、胃肠炎、非典型肺炎、类风湿、感冒、鼠疫、狂犬病等。

　　在地球上，除了人类之外，还有很多其他生物，这些生物包括细菌、病毒、原虫、蠕虫、真菌等。这些生物都是导致我们人类患病的病原体，这些病原体都具有超强的繁殖能力，可以在人类之间通过各种方式传播，让其他健康的人也感染上各种疾病，而这些疾病就被称为传染病。

　　传染病的毒性很强，每次大规模传播的时候就能造成大量的人员死亡。在人类的历史上，传染幅度比较大造成死亡人数比较多的疾病是天花、鼠疫和黄热病等，它们造成的死亡人数都是惊人的，是我们人类历史不堪回首的一个篇章。

　　意外损伤也是可以致病的，比如你在生活中不小心被烧伤和抓伤，或者放射性损伤以及汞中毒的话，就会导致疾病。这些意外损伤导致的疾病都不确定，病因也不是特别清楚，有可能患者很快就会发病，也可能疾病会一直潜伏着，在下一代的身上才会表现出来。

　　另外，营养不良和营养过剩还会导致很多常见的疾病，比如发热、出汗、头疼、头晕、感冒、腹泻、脸色苍白等。因为营养不良或者营养过剩会打乱我们身体的正常生长和分泌系统，从而导致疾病。

　　其实，疾病的出现不是一天两天了，科学家的研究证明，在我们人类刚出现的时候，疾病就已经出现了，人类对抗疾病的历史几乎和我们人类的历史一样漫长。在没有医生以及药物的远古时代，人类对抗疾病的方式只剩下劳动了，通过劳动来赶走疾病，使自己在劳动的快乐过程中忘记疾病给自己带来的痛苦。

　　后来，随着历史的发展和经验的增强，人类在疾病面前表现出了主动性，懂得用医学知识和药物来对抗疾病。在这些对抗的过程中，还产生了很多对抗疾病的英雄，比如神农、伏羲、扁鹊、华佗、张仲景、李时珍、孙思邈等著名的医学领域的巨匠。

　　经过一代又一代科学家的研究，我们发现，疾病尽管被称为可怕的恶魔，但是它们并不是那么强大，也不是那么可怕，很多疾病，我们都是可以通过各种手段去控制和防治的。虽然还是有很多未知的疾病潜伏在我们周围，但是要相信，在伟大的人类面前，疾病只会变得越来越渺小，因为我们对抗疾病的历史就是最好的证明。

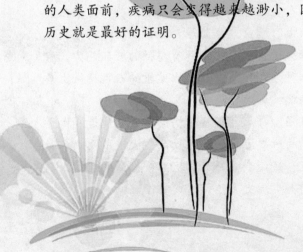

目录

CONTENTS 目录

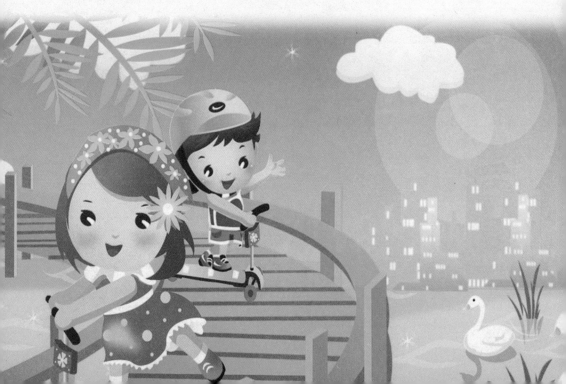

CONTENTS 目录

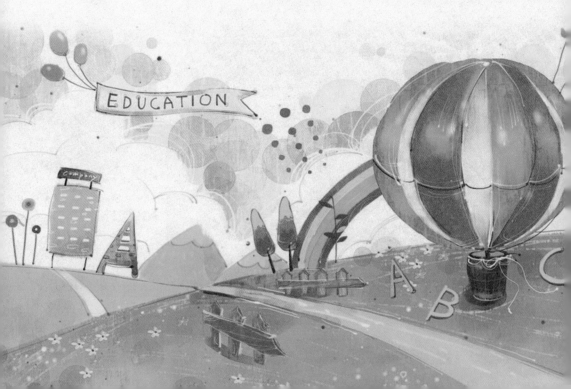

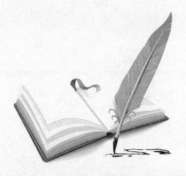

恐怖的败血症

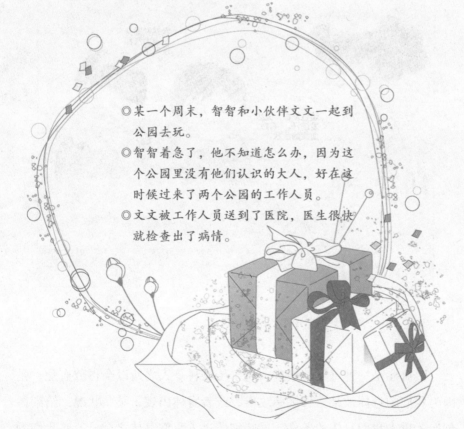

◎某一个周末，智智和小伙伴文文一起到
　公园去玩。

◎智智着急了，他不知道怎么办，因为这
　个公园里没有他们认识的大人，好在这
　时候过来了两个公园的工作人员。

◎文文被工作人员送到了医院，医生很快
　就检查出了病情。

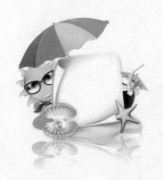

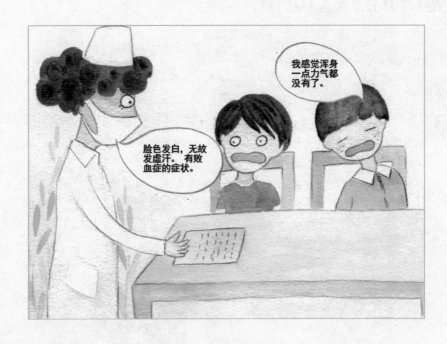

败血症是一种什么病啊？感觉好恐怖呢！

　　败血症是一种感染性疾病，属于传染科。人之所以会得败血症，是因为我们的身体被某一种细菌攻击，或者身体出现了某些状况，给细菌创造了攻击我们身体的条件，这些细菌进入我们身体之后，待在我们的血液里面繁殖，会产生很多各种各样的毒素，这些毒素会随着血液的循环扩散到我们全身，造成我们全身性的感染。

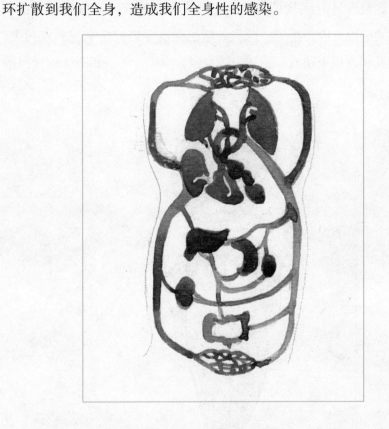

但是，并不是所有侵入我们身体的细菌都能达成它们的目的，有的细菌会被我们身体的防御系统杀死，并将它们清除。我们的身体没有太明显的毒血症状时，这种感染被称为菌血症。要是细菌太厉害，打败了我们的身体的抗体的话，就会产生一定的毒素，这种感染就被称为脓毒血症，这是一种想当严重的传染病！非常非常恐怖！

感染败血症之后会出现的症状

败血症的发病比较急，往往在意想不到的时间就出现了症状，尤其是青少年和儿童。发病比较慢的是老年人和部分青年人。

败血症最常见的症状是发热，在病情的各种阶段发热的程度也不同。发热的原因是因为感染，感染的常见症状是口腔炎咽炎和肛周炎。另外，肺炎和齿龈炎还有扁桃体炎等也经常发生，不过相对于前面讲的

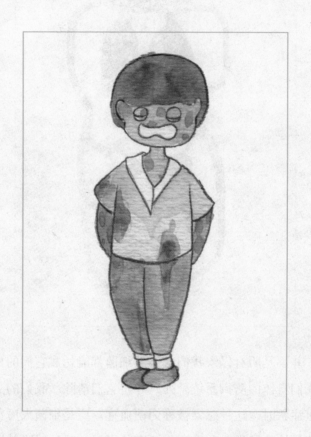

症状，要稍微少见一些。耳部、胃肠、肾等地方也会出现感染。感染的情况要是严重的话，患者还可能会出现败血症、脓毒血症等症状。

另外还有一个比较常见的就是细菌感染。前面已经说过，人之所以会得败血症，最主要的是因为细菌感染。败血症病情在初期的时候，最主要感染细菌以革兰阳性球菌为主。虽然细菌感染的幅度比较少，但是

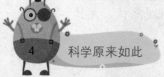

出现的情况是相当的严重，要是不注意的话可能会出现麻疹或水痘病，并且还会出现肺炎等并发症，因此千万要注意！

出血和贫血也是败血症比较常出现的症状。出血的部位能遍及全身，不过最主要的部位还是以皮肤、牙龈、鼻腔、视网膜、耳内、颅内、消化道、呼吸道等内脏等地方为主，这些地方只要一出血就会很大量。贫血现象在败血症早期就会出现，患上贫血的患者往往会感觉浑身无力，脸色苍白，以及双脚浮肿等症状。

另外，肝、脾和淋巴结还会肿大，骨头和骨质也会非常疼痛，皮肤也会严重起脓包、肿块、结节等。齿龈还会肿胀和出血，严重的败血症患者整个齿龈都可能会极度增生，心脏也会出现外膜出血和心包积液等情况。

如何预防患上败血症？

败血症如此可怕，我们应该怎么预防呢？嘿嘿，以下就简单地告诉大家几个预防的方法：

在平常的生活中多注意一点，不要让自己身上的皮肤黏膜受到损害，要是不小心损害了要及时清理和治疗，千万要注意，在清理伤口的时候要注意细菌的感染，不要滥用那些抗生素药物；

要经常出去活动，尤其是有大太阳的时候，可以借助阳光中的紫外线杀光身体表面的细菌，增加我们皮肤的强韧性，以此增加我们身体的免疫力；

常洗温水澡，洗澡次数越多我们身上的病菌和污垢就会越少，这样可以促进我们皮肤的血液循环，可以保护我们的组织和细胞，增加我们皮肤预防疾病的能力；

平时穿衣服的时候要穿那些比较柔软和宽松的衣物，因为那些粗糙

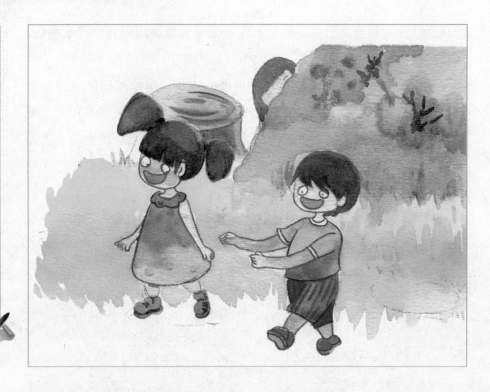

和太硬的衣物会破坏我们稚嫩的皮肤，会造成感染；

平时玩玩具的时候不要玩那种有尖角或者棍棒之类的玩具，以免被挫伤而造成感染；

小链接

患有败血症的患者在饮食上要特别注意，营养一定要均衡，要多食用那些富含优质蛋白质、多种维生素和含微量元素较多的食物，比如蛋类、豆类以及新鲜的瓜果和蔬菜等。还要多吃柑橘、芒果、柿子、木瓜、西瓜、红柚等水果，这些水果里面都含有败血症患者所需要的番茄红素等物质。

另外干果也不能少，因为干果中含有大量的脂肪酸和维生素E，维生素E是一种抗氧化剂，对治疗败血症有很大的帮助。要是感觉浑身比较热的话，可以吃一些梨、香蕉、西瓜、香瓜等偏寒性水果。要是感觉浑身比较湿寒的话可以吃一些龙眼、荔枝、番石榴、杏、樱桃、栗子等水果。要是有胃溃疡迹象的话，千万不要吃酸性水果。

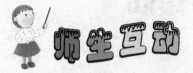

师生互动

学生：老师，得了败血症会死亡吗？

老师：败血症是一种比较强的传染性疾病，得了之后不仅要立即去治疗，在生活中也要注意卫生。只要情况不是很严重，治疗比较早的话，一般是不会有生命危险的。但是严重者，就会危及生命。

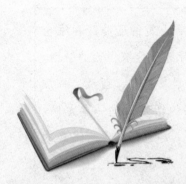

能让人死亡的拉沙热病

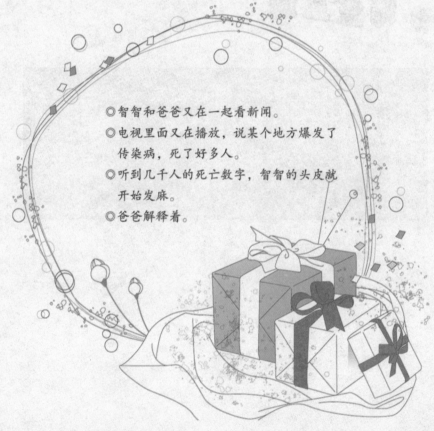

◎智智和爸爸又在一起看新闻。

◎电视里面又在播放，说某个地方爆发了传染病，死了好多人。

◎听到几千人的死亡数字，智智的头皮就开始发麻。

◎爸爸解释着。

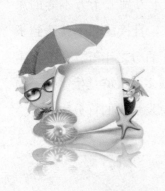

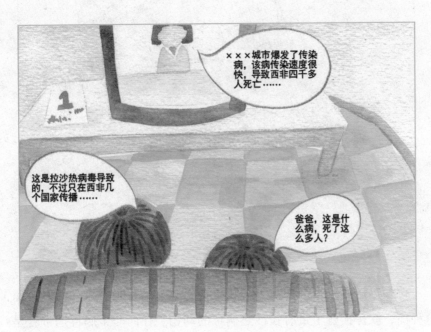

拉沙热病是什么啊？

拉沙热病是一种发生在西非的急性传染病，一般在西非的几内亚、利比里亚和塞拉利昂，以及尼日利亚等国家出现。其实，在 1950 年的时候，就有对拉沙热病毒的描述，但是直到 1969 年的时候这种病毒才

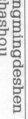
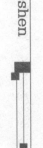

被确定。拉加热病毒在西非每年大概要感染三十万到五十万不等的患者，在这些患者里面，大概会有 5000 人会死亡，直接病死率就达到了百分之一，而住院患者的病死率相当高，达到了百分之十五，一般在生病十几天之后就会出现死亡现象。这种病发生最多的人群是生完孩子的妇女，尤其是生完孩子三个月之后妇女，占到总发病率的百分之八十。

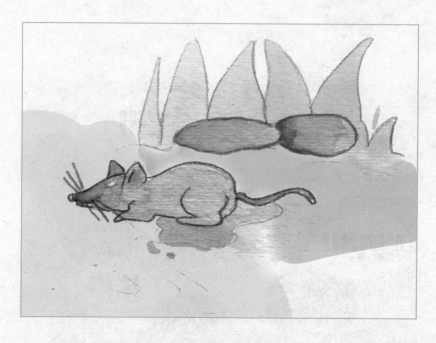

　　拉沙热病不仅人会患上，动物也会感染上，有很多人之所以会患上这种病，就是接触了带有拉沙热病毒的动物。在西非，病毒携带者是一种叫做多乳鼠的老鼠，这是一种啮齿动物。这种老鼠感染上拉沙热病毒之后不会有事，但是它们会把自己的尿液或者粪便排在水中，要是有人不小心接触到了这些被污染的水，就会患上拉沙热病。不过，拉沙热病毒不会通过空气和人的接触而进行传播，不过要是某些社区卫生所或者条件不好的医院收治了这些患者，而没有科学地处理那些使用过的医疗设备的话，拉沙热就会通过这些医疗设备进行传播。

感染拉沙热病之后会出现的症状

其实，有很大一部分人在感染拉沙热病之后是不会出现症状的，这一部分人大概占到了被感染者的百分之八十。剩下的感染者会出现很多严重的系统疾病，病毒会侵害它们的肝脏和肾等器官。

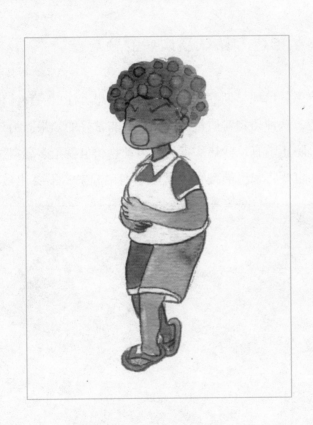

拉沙热也是具有潜伏期的，一般潜伏期为一周到三周不等，这种病的发病症状不是一下子就出现的，是一个循序渐进的过程。最开始的时候，患者会出现发烧和全身虚弱的症状。几天之后又会出现头痛、肌肉疼痛、呕吐、恶心、胸痛以及腹泻、喉咙痛等症状。严重一点的患者脸部还会出现肿胀和胸腔积水、低血压等症状。在拉沙热病晚期的时候，患者的症状会更可怕，会出现休克和癫痫、昏迷、定向障碍等症状。还有一小部分患者可能还会出现耳聋的情况。不过，这些患者的病情，在一到三个月左右之后，就会慢慢恢复过来，身体器官功能也不会受到太大的影响。在恢复期间，患者可能会出现掉头发和走路不稳的情况，不过都不要担心，这是暂时的。

拉沙热病的治疗预防以及疾病的预后

拉沙热患者出现早期症状之后，可以给患者注射一种叫做利巴韦林的抗病毒药，这种药物对质量拉沙热具有非常好的效果。另外，也可以组织人力，防止带有拉沙热病毒的啮齿动物，也就是多乳鼠进入人类生活的地方。也要将家里的粮食之类的东西藏起来，不要让多乳鼠找到。

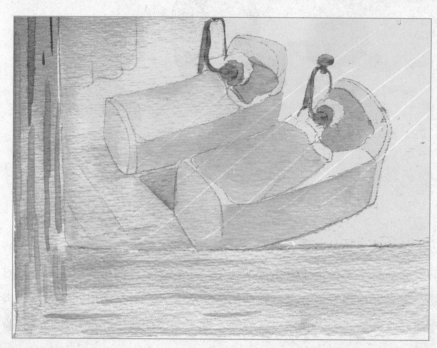

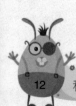

垃圾要扔到离住的地方比较远的场所，不然会遭老鼠的。也可以在家里养只猫，捕捉老鼠。一定要千万注意，多乳鼠在拉沙热病毒流行的地方非常猖獗，是不可能被全部消灭的，因此要注意防范。

死亡情况一般是出现在感染之后的七到十四天左右，本病的传染性非常强，因此，一定要做好隔离措施，不让感染了的患者到正常人生活的区域里去，隔离时间一般是三到四个礼拜不等。接触患者的话，也一样要做好防护措施，比如带好口罩和手套什么的。患者的排泄物也一定要清理干净，进行严格消毒。研究病毒的实验室也具有传染性，因此研究人员一定要注意安全。

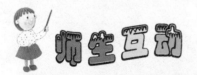

小链接

照顾感染患者的工作人员特别要注意安全，在照顾患者的同时，千万不要接触到了患者的血液和口水尿液什么的，这些都能导致传染。虽然常规的隔离措施能控制病毒的扩散，但是，为了更加安全，应该在隔离期间特别注意那些感染情况严重的拉沙热患者。接触他们的时候，一定要记得穿上防护服、戴上口罩、手套和面罩什么的，以及其他一些消毒措施。

师生互动

学生：拉沙热病给这些发病的国家都带来了一些什么样的影响？

老师：这些拉沙热流行的西非国家都是有内乱的国家，经常爆发内战，内部的不稳定阻碍了当地政府对疾病的控制。不过，现在的情况比以前好多了，联合国和世界卫生组织成立了专门的组织来支持西非的这些国家对抗拉沙热病。目前，一所由欧洲联盟赞助的，专门医治拉沙热的医院很快就要竣工了。

另外，有些去拉沙热发病区旅行的人也会不小心感染上拉沙热病，并把疾病带到自己的国家，造成传播。要是你在平时的生活中，发现身边有疑似拉沙热病患者的人，一定要记得和医生联系，或者要求患者自己去医院进行检查，以便有效控制疾病。

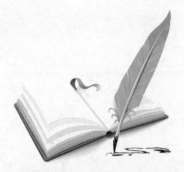

致命的流感：甲型 H1N1 流感

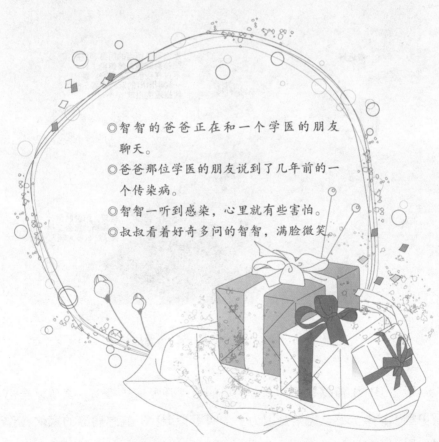

◎智智的爸爸正在和一个学医的朋友
　聊天。

◎爸爸那位学医的朋友说到了几年前的一
　个传染病。

◎智智一听到感染，心里就有些害怕。

◎叔叔看着好奇多问的智智，满脸微笑

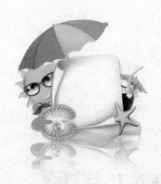

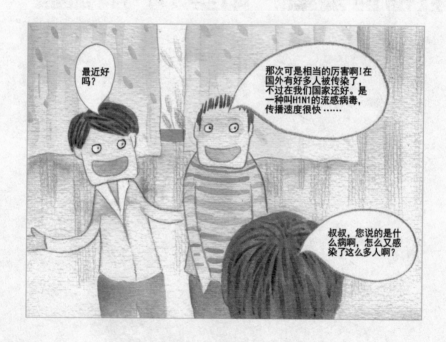

甲型 H1N1 流感是一种什么样的传染病？

　　甲型 H1N1 流感是一种非常严重的急性呼吸道传染病，之所以会出现甲型 H1N1 流感，完全是因为一个叫甲型 H1N1 流感病毒的家伙在作怪。甲型 H1N1 流感病毒也叫猪流感。与其他一些季节性流感病毒不

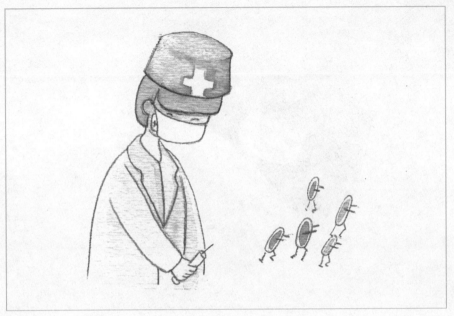

同，甲型 H1N1 流感病毒的毒株包括有猪流感、禽流感和人流感三种流感病毒的基因片段，人群无关性别和年龄，普遍都容易被甲型 H1N1 流感病毒感染。要是身体不好或者抵抗力和免疫力较弱的话，甲型 H1N1 流感病毒就会成为你身体致命的导火索，会让你全身都感染，甚至能危及到你的生命！不过，甲型 H1N1 流感病毒是可以预防的，也是可以控制的，只要在发现的初期就做好了防止工作，人群还是比较安全的。另外，人类已经研制出了甲型 H1N1 流感的疫苗，将不再害怕甲型 H1N1 流感病毒。

感染甲型 H1N1 流感会出现的症状

甲型 H1N1 流感主要通过人与人之间进行传播，尤其是感染了甲型 H1N1 流感的人，只要他们在咳嗽和喷嚏的时候和他们接触了，就很容

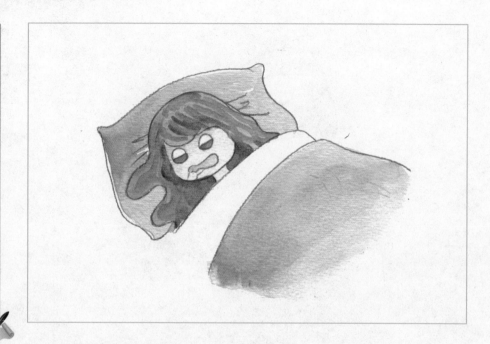

易被感染上甲型 H1N1 流感，最容易发生感染的地方是人群密集的地方。很多的研究数据都表示，甲型 H1N1 流感病毒能保留在桌子和门把手等平面地方，然后这些残留的病毒会通过眼睛，鼻子，嘴巴的接触来在人群中进行传播。因此，为了不感染甲型 H1N1 流感，应该尽量少和别人握手、亲吻和共同进餐等。如果不小心碰到了甲型 H1N1 流感患者所使用过的东西，一定要记得清洗，千万要清洗完之后才用手碰自己的嘴巴和鼻子，以免被感染。

甲型 H1N1 流感的潜伏期一般是一天到一个星期左右不等，比一般的流感和其流感的潜伏时间要长。对于部分患者的来说，甲型 H1N1 流感的发病时间比较急促，就像洪水一样，来势汹汹。患者会在突然之间就感觉浑身高热，体温会超过 38℃。严重的患者甚至会发生急性呼吸窘迫综合症、胸腔积液、全身血细胞减少、肺出血、败血症、肺炎、肾功能衰竭、休克及 Reye 综合症、呼吸衰竭及多器官损伤等症状，从而直接导致死亡。

感染甲型 H1N1 流感之后，早期症状和我们的感冒所出现的症状差不多，比如发热、比如咳嗽、比如喉痛、比如浑身酸痛、比如头痛、发冷和疲劳等，部分患者还会出现腹泻或呕吐、肌肉痛或疲倦、眼睛发红等症状。

甲型 H1N1 流感的开始和结束

甲型 H1N1 流感最初出现的时间是 2009 年 3 月，爆发地是墨西哥。甲型 H1N1 流感在很短时间内就蔓延到了全球各地，世界卫生组织最初的时候将这种可怕的全球性爆发流感称之为"人感染猪流感"，后来才

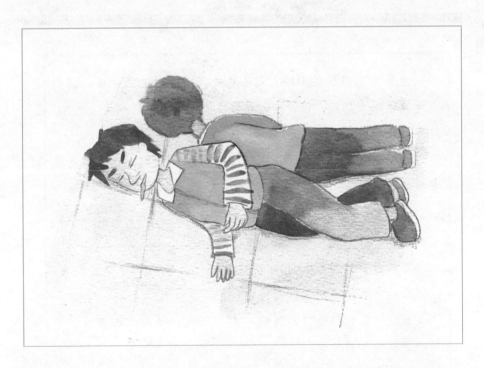

改成现在的名字，也就是甲型 H1N1 流感。短短的三个月之后，世界卫生组织就将甲型 H1N1 流感的警告级别提高到了 6 级，可见甲型 H1N1

流感是有多么可怕！

到 2009 年 12 底的时候，甲型 H1N1 流感在世界范围内已经造成了 12220 人死亡，在某一周内，死亡人数就增加了 704 人。这些死亡人数中，最多的地区是中美洲地区。

到 2010 年 8 月 10 号的时候，世界卫生组织总干事陈冯富珍在新闻发布会上宣布，甲型 H1N1 流感的大流行期已经结束。从此，笼罩在全球人民头上的甲型 H1N1 流感乌云才算消散。

另外，在大流行期间，中国只有少数地方有病发情况，比如云南和香港等，并没有造成大规模传染。

小链接

为了不感染甲型 H1N1 流感病毒，在平时的生活中，我们一定做到以下几点，以便有效预防甲型 H1N1 流感病毒。

一、要经常洗手洗澡，拥有良好的卫生习惯。

二、晚上要早点睡觉，平时要多喝水多锻炼，让自己拥有健康的身体。

三、要让居住的地方拥有通风透气的环境，尽量少去人比较多的地方。

四、做饭的时候一定要煮熟，尤其是猪肉，一定要熟透，以便杀死猪肉中的对人体有害的病菌。

五、咳嗽和打喷嚏的时候一定要注意，要用纸巾包住，不要随意咳嗽和打喷嚏。

六、经常在家里准备好一些感冒药，以防备自己会得小感冒。要是感冒了，病情有些严重的话一定要记得去医院检查，不要去人多的地方，以免把病毒传染给其他人。

七、平常家里经常要用的东西要记得用酒精消毒，尤其是那些公用的器具。

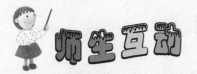

师生互动

学生：老师，前面说甲型H1N1流感的大流行已经结束了，是不是以后都不会再爆发和流行了啊？

老师：甲型H1N1流感的大规模流行已经被控制了，但是并没有被杜绝，至今还有很多地方都有传染，只是现在人类已经具备了防控甲型H1N1流感的能力，某些感染者会得到有效的保护和救治，甲型H1N1流感将不再会大规模传播。

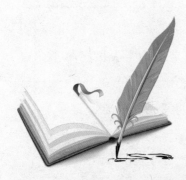

别让身体营养不良

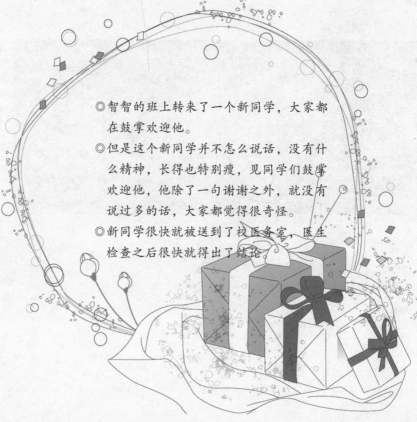

◎智智的班上转来了一个新同学，大家都在鼓掌欢迎他。

◎但是这个新同学并不怎么说话，没有什么精神，长得也特别瘦，见同学们鼓掌欢迎他，他除了一句谢谢之外，就没有说过多的话，大家都觉得很奇怪。

◎新同学很快就被送到了校医务室，医生检查之后很快就得出了结论。

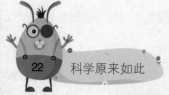

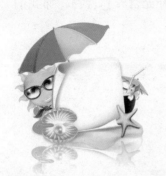

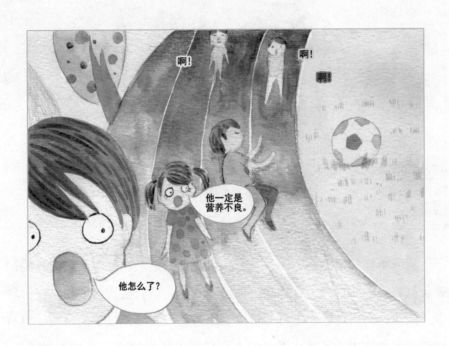

什么是营养不良？

　　营养不良是一个描述某一个人的身体健康状况的词语，一般是由于不适当饮食和食物不足而引起的。但同时也是指我们吸收不良和过度消耗我们的营养素而造成的。还有可能是我们过度地暴饮暴食大吃大喝而造成的身体营养过剩。要是我们不能长期适量补充营养和食物，那我们的身体将会受到很严重的健康威胁哦！

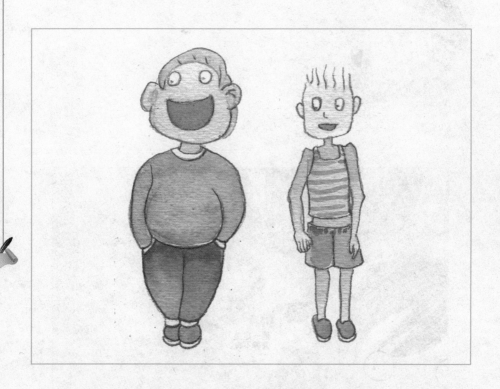

营养不良的最主要原因是贫穷或者食物缺乏。在很多第三世界的国家，就有很多儿童因为食物缺乏而营养不良，最后被活活饿死。在一些发达国家，会出现营养不良的情况是因为父母在养育孩子的时候，自身缺乏对营养知识的了解，而又没有用科学方法去喂养。不过，现如今，很多孩子还会出现营养不良的情况，是因为他们在饮食方面太挑食和偏食而造成的，正是长身体的时候，却不喜欢吃水果和蔬菜等一些有维生素和有营养的东西，却只喜欢吃一些零食、垃圾类的食物，从而就会导致身体代谢紊乱，出现营养不良的症状。

不过，就算发现了营养不良也能很快挽回，在发达国家，因为营养不良而导致死亡的案例极少。

营养不良会出现哪些后果？

营养不良会出现嘴唇和脸色发白还有掉头发的症状，还会使人体衰老速度加快、各器官和组织的功能下降以及非常容易得癌症和其他疾病，要是严重的话，甚至还会出现掉指甲的情况。

最容易营养不良的是儿童，儿童营养不良一般都长得比较瘦，个子也很矮很小，这都是因为能量严重不足而引起的。头发会变得干燥，还很容易脱落，身体虚弱多病，精神萎靡不振。蛋白质缺乏的话，浑身会水肿，皮肤还很干燥和萎缩，指甲很脆弱，很容易断裂，也无食欲，会腹泻和拉稀。

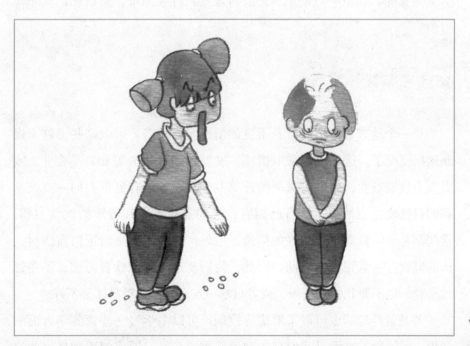

营养不良的儿童还会出现水肿型营养不良，这主要是儿童体内严重缺乏蛋白质所导致的，全身会出现凹陷的水肿，头发也会变得特别稀疏，很容易脱落。不过，能出现这种类型营养不良症状的，主要是 1 ~ 3 岁的孩子。

另外，营养不良除了会出现上面这些症状之外，还带有很多并发症，比如最常见的营养性贫血，这主要是因为缺乏铁和叶酸还有蛋白质等物质，这些物质都能生血。

营养不良还会让身体的免疫力和抵抗力下降，让身体变弱，虚弱的身体很容易感染各种疾病，比如，鹅口疮、中耳炎、反复呼吸道感染、肺炎等等。免疫力下降的婴儿还会出现腹泻的情况，会不停地拉稀，从而导致身体里面更多的营养流失。营养不良，还会导致低血糖，低血糖会让儿童面色苍白，神智变得不清，呼吸也会突然暂停，身体的温度也会突然骤降，严重一点的患者还有可能导致呼吸困难，从而死亡。非常可怕！

如何克服营养不良？

当一个地方普遍出现营养不良的情况时，就需要采取某些措施来遏制这些情况了。比如可以采取措施，发展新的食物资源和食品企业，或者大力发展农业，还可以对全民普及卫生知识。还有更重要的一点就是我们自己要注意锻炼，让自己拥有良好的身体素质和健康的饮食习惯，这些都是预防营养不良很好的措施。另外，肥胖症和高脂蛋白血症对人体的健康存在着很大的威胁，因此，我们要千万注意饮食习惯，不要暴饮暴食，也不要几顿不吃饭，或者只吃一点点，这些对身体都不好。

要是营养过剩也可以采取措施控制。可以多学习一些营养学方面的知识，了解营养平衡对我们身体健康的重要意义，养成健康和良好的饮

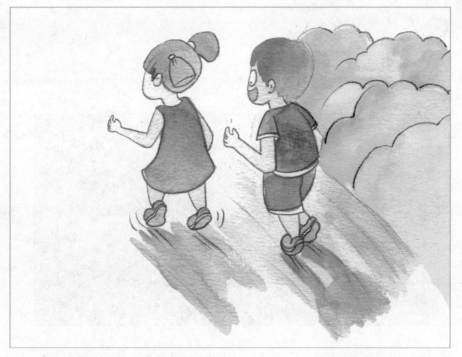

食习惯，避免我们的身体营养过剩，保持营养的稳定和均衡。尤其是对那些免疫力低下的小孩和老人，一定要采取针对性的教育和措施。

小链接

　　营养不良不仅会诱发肥胖症，还有可能会诱发脂肪肝。

　　长期处于饥饿状态的话，低血糖会刺激交感神经功能而变得亢进，脂肪就会加剧分解，脂肪酸进入了血液，就可能会引发脂肪肝。要是长期食用含有高脂肪的食物的话，也会引起脂肪肝。因此，在选择食物的时候一定要均衡，搭配也要调理，防止出现脂肪肝的情况。

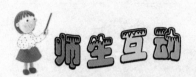

师生互动

学生：老师，营养不良的话，是不是吃什么东西都可以，有不宜吃的食物吗？

老师：当我们还小，免疫力和消化能力都不强的时候，要尽量少吃一些土豆花生和玉米等比较难以消化的食物。还要尽量少吃一些油炸类和太甜的食物，比如炸薯条和冰淇淋，这些都比较容易引起营养过剩。炒菜的时候也尽量少用一些芝麻油、葱、姜等佐料。

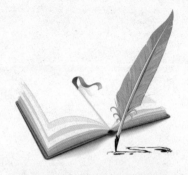

常见的感冒

◎智智早上起来的时候感觉头有些疼，但
是他并没有怎么在意。

◎但是，在课堂上，智智越来越感觉不舒
服，浑身发力、恶心想吐。上课的时候
他直趴在课桌上。

◎老师走了过来，询问了智智几句，智智
没有任何反应。然后老师用手摸了摸他
的额头，非常烫。

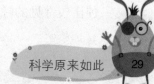

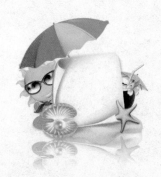

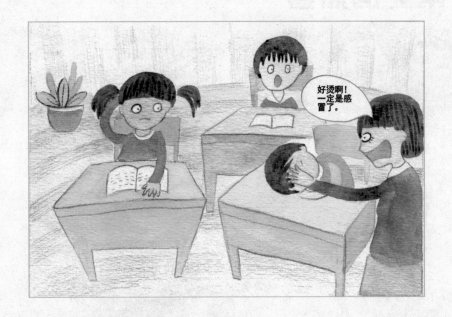

感冒是种很常见的疾病

从感冒的总体上来说，感冒主要分为两种，一种是普通感冒，另外一种是流行感冒。

中医把普通感冒称之为伤风，这是一种由各种各样的病毒引起的一种比较常见的呼吸道疾病，得了普通感冒患者的人，接近一半的人是由含有某种血清型的鼻病毒引起的。

流行感冒是由一种叫做流感病毒的病毒引起的一种急性呼吸道传染病。这种病毒主要隐藏在感染者的呼吸道里面，在病人咳嗽和打喷嚏的时候，这种病毒就会通过空气传染给别人。

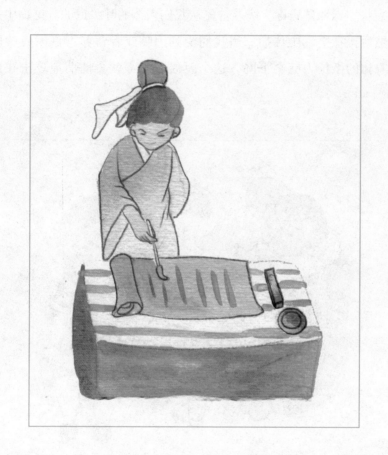

在历史上，第一次出现"感冒"这个词还是在宋朝的时候，那时候，一个伟大的古代医生在自己的医学著作里面写下了这个词语。后来，"感冒"这个词语也慢慢地进入了普通人的生活中，因为得感冒的人实在是太多了，也太普遍了。

传染上感冒病毒的途径

感冒是由呼吸道细菌感染引起的，在这些病毒中，能让感染者致病的是冠状病毒和鼻病毒。病毒首先从我们人体的呼吸道的分泌物中排出来，然后再在空气中传播。当我们受到惊吓或者营养不良太疲劳的时候，身体的抵抗力就会下降，这个时候，病毒就会悄悄地攻击我们的身体。

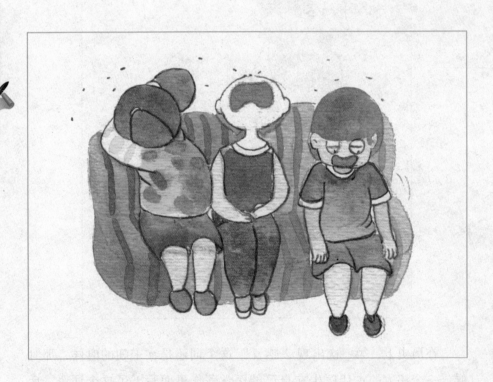

当感冒病毒进入到我们身体的时候，就会生存在我们的身体内部，直到目前为止，这个世界上还没有一种能够百分之百杀死感冒病毒的药物。最有效抵抗感冒病毒的方法就是依靠我们人体自身的免疫系统。所

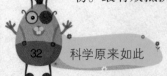

以，在我们感冒之后，就要特别注意我们的身体，不要熬夜，多休息，还要大量喝水，吃饭的时候口味不要太重，味道要轻淡，因为，只要养好了身体我们才有强健的体魄去对抗感冒病毒。

可不要小看感冒哦！感冒还有可能会升级成细菌感染，这个时候千万不要去随便买药吃，要听医生的劝告，接受正规的医治。当我们人体的自身免疫力杀死病毒之后，有一部分被感染了的身体会自己好起来，要是胡乱吃药的话不仅对身体不好还会增强这些坏细菌抵抗药物的能力，更重要的，还有可能会破坏人体免疫系统的正常发挥哦！而且，还会让我们身体抵抗感冒病毒的过程变得困难。

得了感冒之后……

流行感冒的传染性很强，也很快，这种病毒还会变异，就算感冒已经好了的人，感冒病毒还是会残存在我们身体里面，要是不通过药物"消灭"和"打击"它们的话，下次依旧还会感染，而且，它们还会变得更加强大哦！因此，流行感冒很容易就会传染。流行感冒病毒盛行的季节一般不会在夏天和秋天，主要还是以春天和冬天为主。流行感冒发病之后一般会出现如下症状：鼻子里面会感觉很干燥，还特别痒，接着还会出现打喷嚏、全身不舒服等症状。当病情达到一定强度的时候鼻塞情况会变得很严重，嗅觉也会迅速减退，流出大量的鼻涕，鼻黏膜还会出现充血和水肿等症状。

相比于流行感冒，普通感冒就要好很多，普通感冒的发病是散发性的，不会像流行感冒一样传染。普通感冒发病的速度比较快，最初的时候会出现打喷嚏和鼻塞以及流鼻涕等症状，开始的时候流出的鼻涕很清，就像水一样，但是这种情况只会维持两三天的时间，接下来流出来的鼻涕就更黏稠一些了，颜色就像脓一样，可能还会出现喉咙痛等症

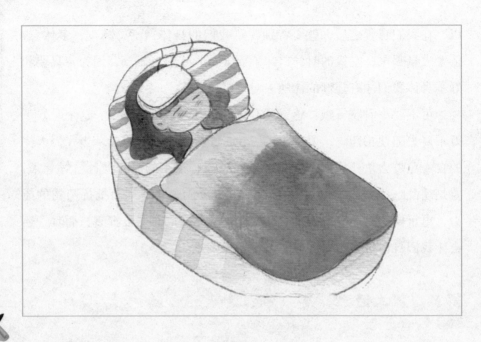

状。但是普通感冒很少会有发热的症状，只是偶尔会有轻微的底烧和头痛的症状。普通感冒一般一个星期左右之后就会好了。

小链接

当我们患了普通感冒或者在感冒不是很严重的情况下，我们可以学着自我治疗，不一定非要去医院，还免除了打针的痛苦。不喜欢去医院的小朋友，可以好好学习一下哦！

当我们发现自已已经感冒，但是还没有发烧的时候，可以去喝一点富含维生素 C 的果汁。另外，好好休息是最直接有效的方法，因为就算是吃药，也只能是缓解症状而已，而且，有时候要是用的药不对，还有可能耽误治愈。

还有一个方法就是喝水，多喝，要温开水，喝水可以减轻感冒的症状有助于退烧，缩短感冒的治疗时间。

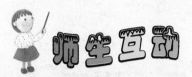

师生互动

学生：感冒之后，会死吗？

老师：感冒过的小朋友应该知道，感冒是一种很常见的疾病，有一些轻微的感冒是可以通过自我治疗就能好的。但是，当你发现自己的症状在自我治疗之后还是没有好转的情况下或者病情越来越重了，就一定要去医院看医生，不要让病情恶化了。虽然感冒不容易致死，但是要是你长时间不治疗的话，一拖再拖，感冒病毒就会升级成其他疾病，那到时候，就说不好了。

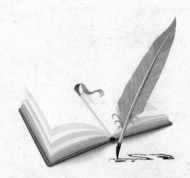

食草动物传染的疾病：炭疽

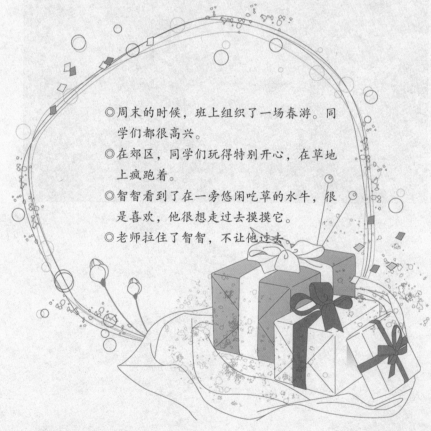

◎周末的时候，班上组织了一场春游。同学们都很高兴。

◎在郊区，同学们玩得特别开心，在草地上疯跑着。

◎智智看到了在一旁悠闲吃草的水牛，很是喜欢，他很想走过去摸摸它。

◎老师拉住了智智，不让他过去。

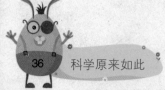

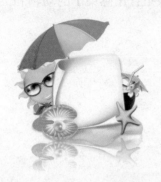

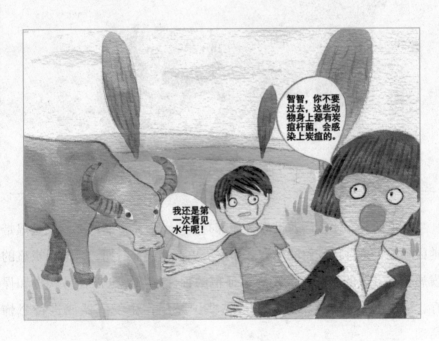

炭疽是一种什么病？

"炭疽"这个词语最早出现的时候是在古希腊，他们有一个词语叫做 anthrakos，这个词语在他们眼中，是煤炭的意思。

炭疽是炭疽杆菌引起的一种急性传染病，这种病人和畜生都会得，主要原因是食草动物在吃草的时候接触到了土生芽孢，然后身上被感染而得的一种病。人类会得炭疽是因为接触了被炭疽杆菌感染了的动物和不小心吃了这些动物的肉而造成的。

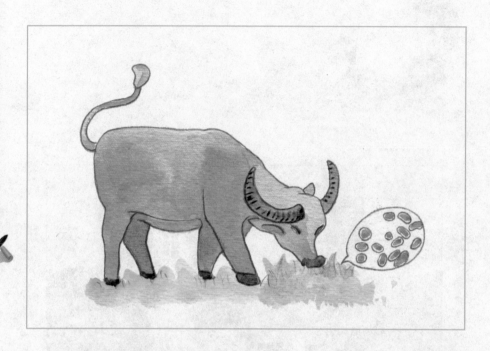

　　炭疽的分布比较广，世界各地都有发生，但是多发地区一般是温带地区和卫生条件比较差的地方。相比历史上的其他时期，目前，炭疽的发病率有下滑的趋势，但是炭疽芽孢的毒性很强，也很容易获得和保存，运输也特别方便，曾一度被某些国家用作生物武器或进行恐怖活动。

　　炭疽杆菌是一个叫做 Davaine 的德国兽医发现的。1881 年的时候，另一个科学家发现，毒素减退了的芽孢疫苗能预防炭疽，这个发现使炭疽成为了第一个能用菌苗预防的恶性传染病。

讨厌的炭疽杆菌是怎么进入我们体内的?

感染炭疽的途径一般有三种、皮肤接触、食用和吸入。

皮肤接触是炭疽感染最常见的一种形式,要是经常和牲畜接触的人是很容易感染炭疽杆菌的。比如放牧的牧民和兽医以及加工皮毛的工人等等,这些人经常都会得这种病。其中通过皮肤传染的也被称为皮肤性炭疽。感染了皮肤性炭疽是非常难受的,虽然不痛,但是特别难以治愈。

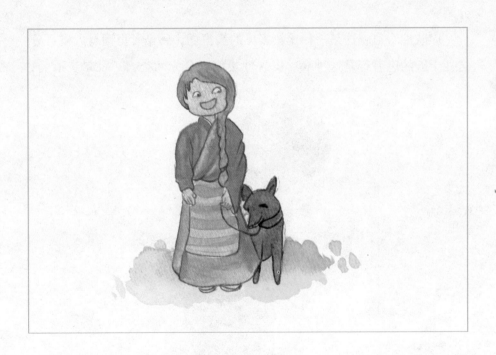

感染了炭疽杆菌的动物的身上有很厚重的炭疽芽孢杆菌,炭疽芽孢杆菌是非常可怕的一种杆菌,就算被煮熟了也杀不死它。要是不小心食用了感染了炭疽芽孢杆菌的动物的肉,就会患上肠炭疽。这是一种很严重的疾病,得了之后,会非常难受。

另外，不管是哪一种炭疽，如果没有得到及时和正确的治疗，都会演变和升级成败血症炭疽和肺炭疽，患者很容易就会死亡。

炭疽杆菌还能通过呼吸在人与人之间传播，人能通过呼吸感染炭疽杆菌。

感染炭疽之后会出现哪些症状？

炭疽的种类不同，感染炭疽之后出现的状况也不同，下面分类介绍。

皮肤性炭疽：这是一种比较多见的炭疽病，感染者里面有大概百分之九十五的患者都是这种病。皮肤性炭疽也分为两类，一种是炭疽痈，

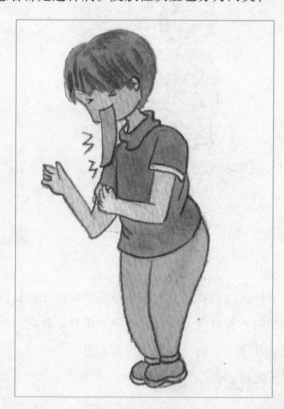

另外一种是恶性水肿。炭疽痈多半都出现在身体脸上和肩膀手等处，刚开始的时候只是斑疹，然后慢慢地就变成了水疱或者溃疡，最后形成就像煤炭一样的黑色的干痂。恶性水肿出现的地方一般是比较疏松的眼部和大腿等部位，拥有大块的水肿，扩散的速度很快。要是治疗不及时的话，会引起败血症等并发症，是会死人的。皮肤性炭疽的死亡人数占感染人数的 20%～30%。

肺炭疽：感染这种炭疽病的人很少。感染之后会出现低热、干咳、周身疼痛、乏力等流感样症状，两到四天之后病情会加重。常出现的并发症是败血症和休克，还有脑膜炎。这种病的死亡率很高，一般是80%～100%。

肠炭疽：这种病也比较少见，感染后患者会出现腹痛、腹胀、腹泻、呕吐等症状，就像感冒一样。也可能会并发成败血症，死亡率一般在 25%～70% 左右，死亡原因多是中毒性休克。

小链接

炭疽是如此可怕，因此我们也要学会预防，以下总结了几个预防方法。

隔离那些感染了炭疽杆菌的病人，组织病毒扩散和传播，他们的分泌物和排泄物以及他们所用过的东西也要处理掉。

感染了炭疽病度的皮毛原料等东西一定要消毒后再进行使用，废水什么的也要远离。不要到那种人和牲畜比较集中的地方去，更不要到那些没有兽医监督有安全隐患的屠宰场去买东西。

保护易感者。这种预防方法需要熟知本病，尤其是从事畜牧业和畜产加工厂的工人及诊治病畜的卫生人员。他们的工作流程有着严格的要求，要有保护工作服、帽、口罩等，期间严禁吸烟及进食，清洗、消毒更衣完毕后才能下班。这都是为了使容易受到感染的人得到很好的保护。

预防接种。"人用皮上划痕炭疽减毒活疫苗"是我国主要用来预防接种疫苗的一种药物，在发生疫情时应进行应急接种，2天后可产生免疫力，可维持1年。最好的预防措施是在流行区接种动物。

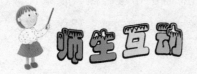

师生互动

学生：要是感染了炭疽，在饮食方面，有什么需要注意的呢？

老师：感染了炭疽病的病人的伤口会流出很浓的液体，而肠炭疽病又无法吃食物，因此，病人体内的蛋白质就大量流失了。在使用抗生素给病人进行治疗的时候也要给他们补充氨基酸和白蛋白。当病人的病情缓解之后要给他们吃一些容易消化的食物，用来补充他们丢失的蛋白质，以便增加他们的抵抗力。对于那些无法吃东西的肠炭疽病人，可以给他们吃水质的食物。

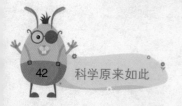

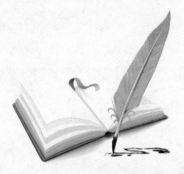

让人胆战心惊的渐冻人症

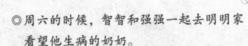

◎周六的时候，智智和强强一起去明明家
看望他生病的奶奶。

◎到了明明家，智智和强强发现，明明的
奶奶躺在床上，根本就动不了，智智和
强强都很同情她。

◎明明一脸愁容。

◎智智和强强还是第一次听到这种病，他
们都表示很疑惑。

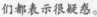

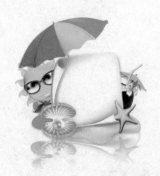

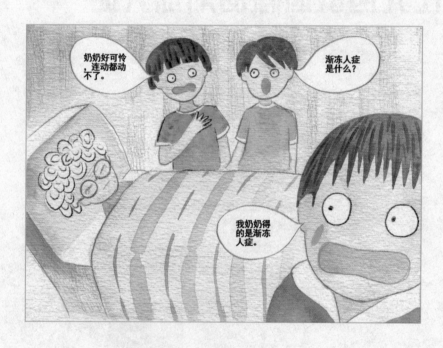

渐冻人症是一个什么样的病？

渐冻人症是肌萎缩侧索硬化症的另一种称谓，因为肌萎缩侧索硬化症读起来太拗口了，而且还特别难记住，因此很多人一般都说渐冻人症。渐冻人症是一种神经元病，不仅能影响我们的大脑、脑干和脊髓，还能影响我们的颅神经核、脊髓前角细胞，以及它们所支配的躯干和四肢。渐冻人症是一种发病很慢的疾病，得了渐冻人症的人病情会慢慢变得越来越严重。

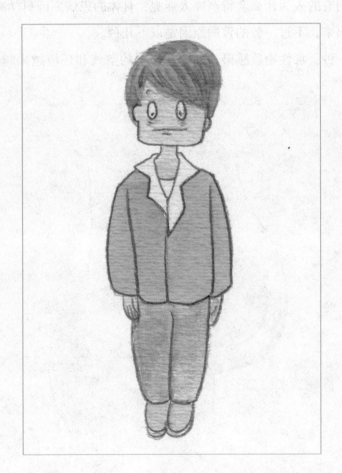

美国科学家的研究指出，在美国，渐冻人症每年新增加的发病率是十万分之二到十万分之四不等，而最后得病的患者大概是十万分之四到十万分之六不等。

另外，容易患渐冻人症的人一般是50~70岁的老年人，不过40岁以下也有人得这种病。20~30岁患者更少，大概约占总发病率的百分之五。

是什么原因导致渐冻人症的？

我们有的人为什么会得渐冻人症呢？具体的患病原因科学家们还没有研究出来，不过一般的致病原因是以下几种。

第一种：毒性物质感染。如今社会上的空气和环境越来越不干净，

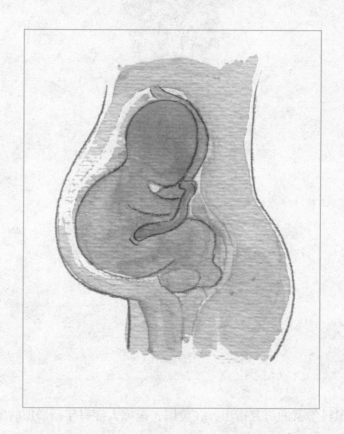

要是我们不小心被铅和锰感染而中毒的话，我们体内的活性氨基酸和自由基会被过多的刺激，从而就会造成运动神经元的死亡，然后就会得渐冻人症。

第二种：某些病毒对身体的侵害。有科学家研究得出结论，要是我

们的运动神经元被小儿麻痹病毒侵犯的话，也可能会得渐冻人症。

第三种：遗传。研究表明，患有渐冻人症的人群中有百分之五到百分之十的患者是因为遗传因素引起的，但为什么会通过基因遗传，暂时还没有研究出来。

第四种：神经营养或生长激素的缺乏。研究指出，如果运动神经元想要存活的话，就必须依靠某些激素，这些激素包括 BDNF，FGF，CNTF，IGF－2 及 NT3－5 等等。

第五种：患者免疫力下降。很多病都是因为患者的自身免疫力和抵抗力低，因为这样给了病毒的可乘之机。渐冻人症也有一部分是因为这个原因，所以我们平时一定要多注意自己的身体，吃有营养的食物，多锻炼。

渐冻人症给患者带来了哪些影响？

渐冻人症的发病时间比较慢，还特别藏着掖着，不到一定时候，患者是感觉不了。

有一半的渐冻人症患者发现自己得了渐冻人症之后，最开始出现的症状是，上肢会感觉特别无力，还带有不明显的肌肉萎缩症状，以及肌肉会莫名地颤动。另外，还会发现四肢的反应变慢了。

随着病情的升温，患者上下运动神经元的损害程度会越来越严重，肌肉的萎缩程度也会进一步加大，四肢的神经反应会越来越慢，肢体的颤动幅度也会逐渐消失或者减低。

另外，有大概百分之十的患者，在整个患病的过程中只会表现出肌肉萎缩的症状，其余的运动神经元损害一般不会有迹象。有百分之三十的患者脑干会受到很严重的损伤，表现的症状一般是吞咽困难和呼吸困难以及舌肌萎缩和纤颤。此后，病情还会逐渐扩散到四肢和躯干，这些

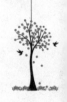

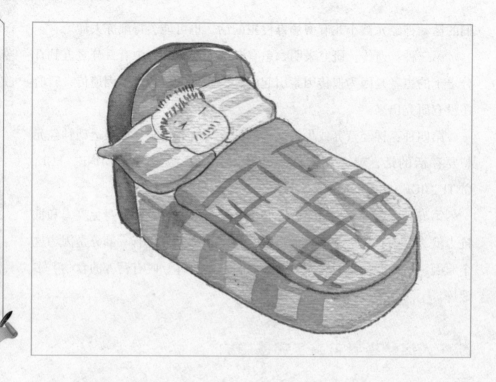

地方都会变得麻痹，无法活动。

还有百分之九的患者会出现痛性痉挛的现象，这是因为他们的上运动神经元受到了损害。发病的地方一般是经常活动的下肢，出现的时期一般是病情早期。

小链接

渐冻人症患者最主要的表现是肌肉萎缩，肢体的筋脉会变得非常软弱，因此就要通过活动来调整肢体的气血，恢复肢体的功能。只有经常都在活动着，对病情的恢复才有帮助。

有两种方法可以调整筋脉，主动练功和被动练功。可以做一些比较传统和简单的体育训练，和生活作业训练。要是病情比较严重，四肢没有力气的话可以选择在床上进行简单的练功，随时变换卧床的姿势，防止"畸天"的发生。不过还是建议适当地步行和坐着或者站着，这样有助于病情的好转。

另外，患者也可以根据自己病情的具体情况，选择不同的锻炼方式来进行锻炼。比如按摩、写字、投掷、接球、弹琴、编织、拨算盘等方法都可以，千万不要坐着不动，那样只会让骨头变得越来越硬，病情也会变得越来越重。

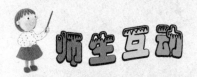

师生互动

学生：要是得了渐冻人症，在平时的饮食上，有什么需要注意的吗？

老师：在主食上面，尽量吃一些容易消化和吸收的食物，比如山药粥、八宝粥、海参粥、龙眼肉粥等，这些不仅容易消化还有补益脾肾的作用哦！对病情的恢复有很大的帮助哦。平时还要多吃一些蔬菜，白菜、萝卜、菠菜什么的都可以，这些绿色食物里面都带有身体所需要的很大一部分营养物质。在饮料方面要喝甘泉水、柠檬汁等饮料。这些对渐冻人症患者的病情都特别有益。尤其是要注意的就是在吃饭的时候，对于那些吞咽困难的患者，一定要把食物弄成半流质或者流质状，因为这样才利于患者吸收和消化。

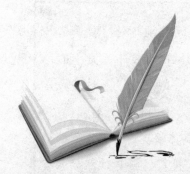

第一个被发现的急性传染病：黄热病

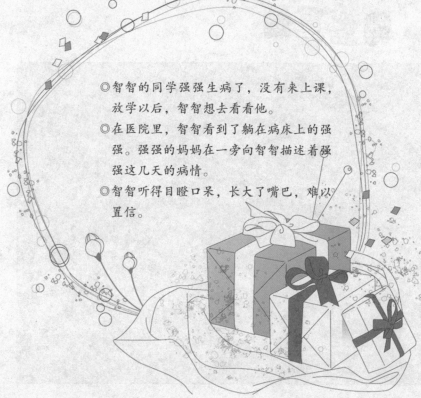

◎智智的同学强强生病了，没有来上课，放学以后，智智想去看看他。

◎在医院里，智智看到了躺在病床上的强强。强强的妈妈在一旁向智智描述着强强这几天的病情。

◎智智听得目瞪口呆，长大了嘴巴，难以置信。

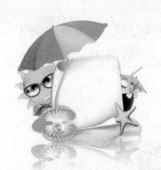

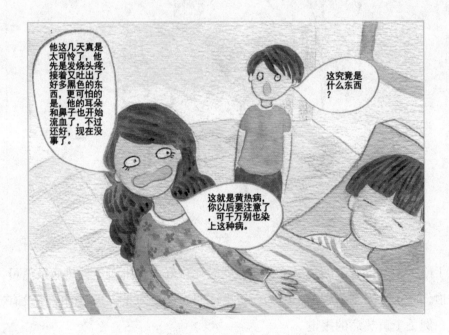

什么是黄热病？

第一个被人类发现的急性病毒性传染病就是黄热病，也是科学家们证实的第一个通过蚊子为传播媒介的传染性疾病。黄热病主要分布在南美洲和非洲等地区。黄热病是通过黄热病病毒引起的，是一种传播速度很快的疾病。黄热病病毒能吞噬心脏和神经，它们比较喜欢高温，在温度低的地方很容易死亡。

黄热病在人类的历史上第一次大规模流行的时候是在 1648 年的墨西哥东南部的一个叫猷加敦的地方。被感染的人群很容易死亡，在几百

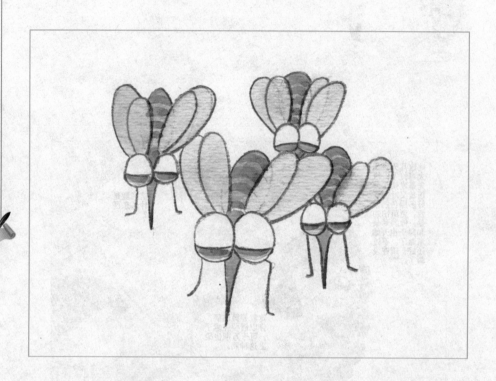

年前医学条件有限的情况下，动辄就能死亡好大一批人。黄热病虽然可怕，但是大家不要害怕，因为，历史证明，迄今为止，我们国家还没有一例关于黄热病的报道。

那些患者是怎么被黄热病病毒感染上的？

首先感染黄热病病毒的是蚊子，然后蚊子在叮咬人的时候又将带有病毒的唾液注入到了人的身体里面，身体的皮下毛细血管在接受了这些

病毒的时候又迅速地将病毒传播到局部淋巴结，然后不断繁殖，只需要几天的时间就可以进入血液里面，形成病毒血症，再然后，病毒再侵略并"驻扎"在肝、肾、脾、心、骨髓和淋巴结等组织和器官。黄热病病毒驻扎得非常稳固，就算感染者血液中的病毒已经消失了，而组织和器官中的病毒依旧在，依然不会消失。因为黄热病毒太厉害，很多组织和器官都会被严重引起病变，身体内受伤害最大的是肝脏，肝脏病的变化也特别具有特异性。

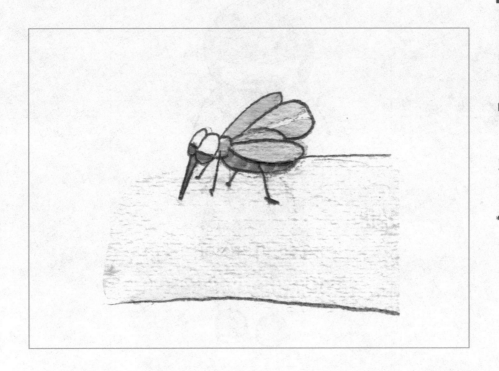

　　同时，因为传播的种类不同，传播源也分为城市型和森林型。城市型黄热病的主要传染源是生病了的人，蚊子吸了生病的人的血，然后再去叮咬其他健康的人。

　　森林型黄热病的传染源是热带丛林中的猴子以及其他灵长类动物，传染疾病的方式可以用一个简单的图来表示：猴→蚊→猴→蚊→人。

感染上黄热病之后的反应

　　黄热病的潜伏期一般是三天到六天左右，最长的是十三天。黄热病虽然传染性很强但是感染者病情不是很重，一般都属于轻型，只有少数人比较严重，或者死亡，死亡的病人约占感染人数的百分之五到百分之十五。

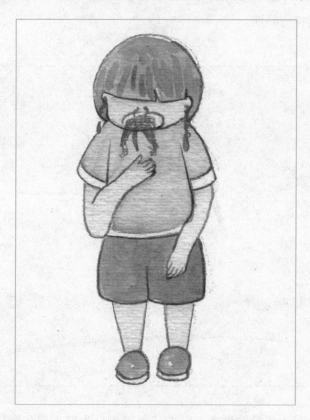

　　感染黄热病之后，会出现的主要症状是发热和出血还有黄疸以及重症蛋白尿。但是感染的重轻不同出现的情况也不同。

　　感染者较轻的话病情只会持续两三天，主要表现是身体发热和头痛以及浑身酸痛和恶心呕吐等。根据病情还可以分为极轻型、轻型、重型和恶性型。极轻型和轻型很难诊断出来，这样的患者感染之后其发热和头痛还有酸痛等症状持续一两天之后就好了，很难鉴别出来。但是正是因为这两种情况出现的次数很多，因此总是被人忽略，也正因为忽略，它才会成为黄热病最主要的传染源头。

另外的重型和恶性型黄热病相对于感染之后会痛苦许多，除了会有发热还有头痛和呕吐等症状之外，还会出现皮肤淤斑，呕血，黑粪，血尿，子宫出血等症状。要是这几天出现吐血的症状的次数比较多的话，那感染者可就危险了，一般在七天至九天之内就会死亡。偶尔还会遇到少见的可怕情况，患者在两到三天内就会死亡。整个病情大概会持续十天左右，到第七天或者第八天的时候，病情就开始恢复了，患者的体温会慢慢下降，尿蛋白也会慢慢消失，食欲会慢慢增加，但是还是会有软弱无力的表现，不过一两天之后就没事啦。

黄热病也带有并发症，主要有化脓性腮腺炎，这种腮腺炎可能会出现在腮的某一边，或者两遍都会出现，另外还有心肌炎和继发性细菌性肺炎等并发症。不过最重要的并发症还是肠出血、休克以及心脏损害、多脏器功能减退和细菌性肺炎等等。

小链接

亚洲很少发生黄热病，一般发黄热病的是非洲和南美洲等热带地区，流行季节一般是在三到四月份，那个时候雨水频繁，温度也比较大，气温也特别高，这样的环境非常有利于蚊子的繁殖。如果，你担心你会感染上黄热病的话，看了本章节，你就应该相信，黄热病虽然可怕，但是离我们却很远。所以，不需要担心啦！

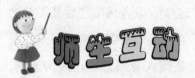

师生互动

学生：老师，哪些人最容易感染黄热病病毒啊？

老师：人群普遍会被感染，那些隐性感染或发病后再次感染此病的人，对此病毒都有了一定的免疫力，因为他们的身体里面已经拥有了的抗体，这种抗体会保护他们一生都不再感染这种病。黄热病流行的区域内很多人都拥有抗体，但是儿童没有抗体，所以，黄热病毒的感染者一般以儿童占多数。

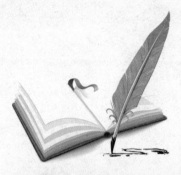

偏爱婴幼儿的脑膜炎

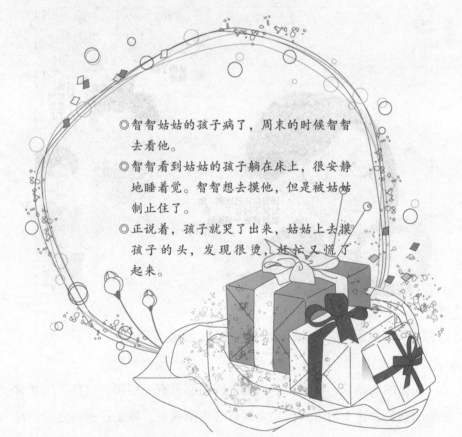

◎ 智智姑姑的孩子病了，周末的时候智智去看他。

◎ 智智看到姑姑的孩子躺在床上，很安静地睡着觉。智智想去摸他，但是被姑姑制止住了。

◎ 正说着，孩子就哭了出来，姑姑上去摸孩子的头，发现很烫，赶忙又慌了起来。

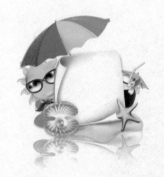

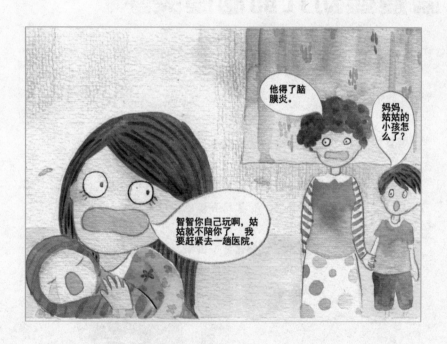

让姑姑如此焦急的脑膜炎是什么东西啊?

　　人体的大脑处,在头骨与大脑之间的部分有一层膜,这是一层非常娇嫩的脑膜,这个地方被感染之后就会得脑膜炎。得了这种病之后,伴随着这种病的还有细菌或某些病毒,这些细菌和病毒还会造成一些其他

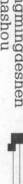

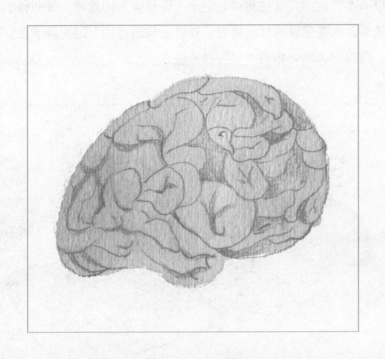

的疾病，比如耳朵和呼吸道等处，都会感染。还有一种比较严重的脑膜炎，叫细菌性脑膜炎，要是感染了这种脑膜炎必须赶紧治疗，要是治疗不及时可能会在几个小时内就死亡，也可能会变成永久性的脑损伤。还有一种脑膜炎叫病毒性脑膜炎，这种脑膜炎虽然很严重，但是大多数人都能成功恢复，会留下后遗症的人也很少。

脑膜炎是怎么进入我们的大脑里面的？

因为每个人遇到的情况都不相同，所得的脑膜炎也不一样，以下就简单地来分析下各种脑膜炎以及它们发病的原因。

细菌性脑膜炎：这种脑膜炎是由三种细菌感染而造成的，这三种细菌是肺炎双球菌、双球菌、流感嗜血杆菌。通常，有一部分健康的人的

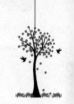

身体里面本身就拥有这些病毒，但是不能侵害人的健康。某些科学家的研究证明，人在感冒的时候最容易被这些病菌感染，因为鼻子在发炎的时候，病毒进入脑袋相对于要容易一些。

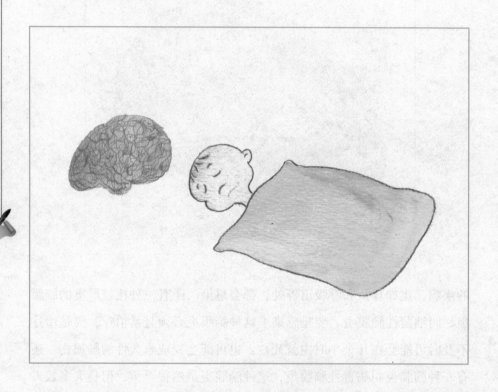

结核性脑膜炎：这是一种由结核杆菌引起的脑膜炎，但不是化脓性的炎症。这种病毒经过我们身体里面的血液，然后传播到我们的软脑膜下面，并形成很多枝节，只要这些枝节一溃烂，大量的结核菌就会进入我们的蛛网膜下腔。近几年来，这种病的死亡率和发病率都有很大幅度的提升。要是得了这种脑膜炎应该尽早治疗。

病毒性脑膜炎：这种脑膜炎是由好几种病毒引起的，其中还可能包括和腹泻有关的好几种病毒。

隐球菌性脑膜炎：这是由一种叫做隐球菌的真菌引起的，这是一种

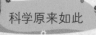

比较常见的细菌，可以在鸽子的身上找到。健康的人是很难感染到与真菌有关的脑膜炎的，但是对于那些身体被 HIV 病毒感染的人来说就不一样喽！

新生儿脑膜炎：多半是因为大肠杆菌而引起的，感染源多半是来自母亲的产道。最主要的原因是刚生的孩子体内缺少能中和病菌的 IgM，这样，大肠杆菌才有机会在其体内生长和繁殖，最后致病。

感染脑膜炎之后会出现哪些症状？

感染上脑膜炎之后，浑身会发高烧，高烧温度一般会大于四十度，然后还会有严重的头疼症状，没有心情吃东西，呕吐，感到浑身疲倦无力，特别想睡觉等等，这些都是感染脑膜炎之后会出现的症状。简单点

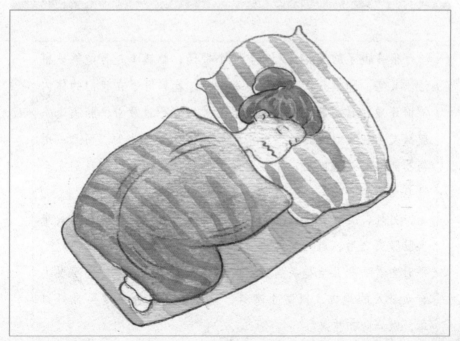

说，这些症状和感冒的症状差不多，这也是为什么常常有医生会把脑膜炎误诊为感冒的原因。症状的升级和恶化经常都会在一到两天的时间内发生，更严重的在几个小时内就能危及到患者的生命。因此，要是得了脑膜炎，就要抓紧时间去医院接受治疗。

脑膜炎最喜欢的是婴儿和刚刚出生的孩子，也是这些人群最容易感染脑膜炎。婴幼儿感染脑膜炎出现的最普遍的症状是发高烧、头痛和颈部酸痛等症状，有时候也会出现低烧的症状。这些感染了的婴幼儿会连续不断地痛哭，高烧不断、嗜睡，没有胃口吃东西等。

除了婴幼儿，容易感染脑膜炎的还有老年人，他们感染之后一般会出现婴幼儿感染了之后的症状，也可能不会。严重一些的细菌性脑膜炎会引起休克和昏迷还有抽搐等症状。

小链接

很多得了脑膜炎的人都有一个疑问，脑膜炎是否能够被根治。其实，脑膜炎就像其他病毒一样，就算好了在我们的体内依旧还残存着病毒，是无法被根治掉的。不过放心，脑膜炎一般只发生在我们小时候，成年之后是很少会发生的。而且，用药物能够有效地控制，并且还能控制得很好，所以，我们完全没有必要担心。

另外，脑膜炎的预防也是很重要的，当发现身边有病人患上脑膜炎之后，就一定要马上送到医院，去进行专门的治疗。平时多看一些卫生和疾病方面的知识，要是没有事，也不要去有太多人的地方，以防止感染，就算出去，也一定要带好口罩，做好防护措施。

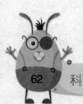

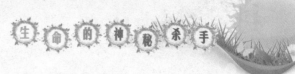
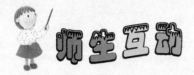

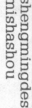

　　学生：得了脑膜炎，会轻易死亡吗？

　　老师：生命并不是那么脆弱，脑膜炎并不是传染性很强的疾病，就算感染了，只要及时治疗，也会慢慢好起来的，随着我们的年龄的增长，我们的免疫力也在提高，因此，不会轻易死亡。但是对于一些比较贫穷的地方来说，如果没有好的经济条件和医疗体系，病毒要是传播和恶化的话，是会死亡的。离我们比较近的一次因为脑膜炎而有大批感染者死亡的地方是在非洲的尼日利亚国，短短的时间内，死亡人数就从三百多变成了两千多。这个数据是非常可怕的。

凶恶残忍的霍乱

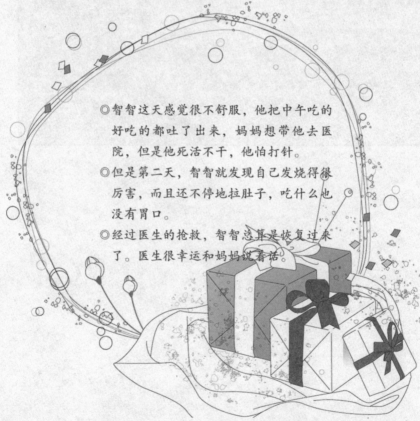

◎智智这天感觉很不舒服，他把中午吃的好吃的都吐了出来，妈妈想带他去医院，但是他死活不干，他怕打针。

◎但是第二天，智智就发现自己发烧得很厉害，而且还不停地拉肚子，吃什么也没有胃口。

◎经过医生的抢救，智智总算是恢复过来了。医生很幸运和妈妈说着话。

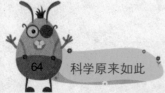

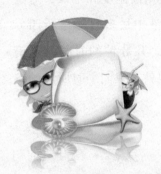

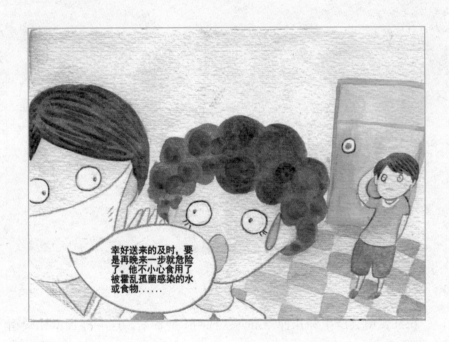

幸好送来的及时，要是再晚来一步就危险了。他不小心食用了被霍乱弧菌感染的水或食物……

霍乱是啥？

　　霍乱是一种烈性非常强的肠道病，属于传染性较强的一种疾病。主要感染和传播源头是误食了被霍乱弧菌污染了的水和食物而引起的。霍乱弧菌是一种非常微小的细菌，我们的肉眼根本就看不到，它的长度只

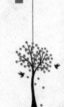

有1~3微米，宽只有0.3~0.6微米。它有些惧怕高温度和干燥，对温度高和干燥的东西的抵抗力不强，在我们的胃液中最多只能存活四分钟。只要用含有百分之零点五的石炭酸去杀它，几分钟的时间就能搞定。感染了霍乱的人最普遍的现象就是腹泻，也就是我们平时所说的拉稀。这是一件非常痛苦的事情。

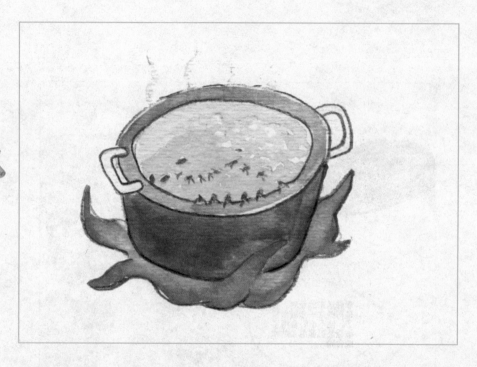

　　霍乱弧菌会产生好几种毒素，一种叫 I 型毒素，这一种毒素比较耐热，浑体带糖，生存在霍乱弧菌的内部，能让感染了的鼠类动物死亡，但是它却是制作菌苗和抗菌免疫的主要成分，不能缺少它。还有一种叫 II 型毒素，这是一种外毒素，也就是霍乱肠毒素，也称为霍乱原，经不起热度的煎熬，用五十多度的水加热三十分钟左右就可以将其杀死。也不抗酸，但是有抗原性。霍乱肠毒素还会给我们造成腹泻等症状。

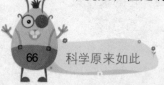

我们是怎么感染霍乱的？

　　身上携带很多霍乱弧菌，但是他们并不是最可怕的，最可怕的是那些隐性感染者和一些在恢复期的带菌者，他们身上病毒的作用更大，能感染更多健康的人。

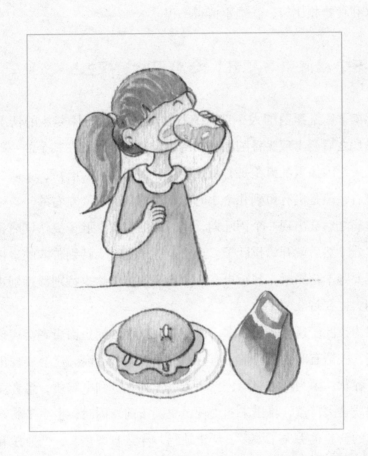

　　霍乱弧菌可以通过食物和水还有苍蝇以及我们生活中其他的方式进行传播，但是水是最主要的传播途径。因为感染者最容易把带有病毒的排泄物传播到水里，而霍乱弧菌在水中生存的时间又较长，一般是五天

到十天。这些被霍乱弧菌污染了的水可以使很多冷性食物受到感染，人一吃了这样的食物就自然被传染上病毒了。

另外一种仅次于水的传播途径就是食物了，霍乱弧菌在食物中的存活时间比较长，一般是一个星期到两个星期，甚至更久。

另外还有一种传播途径，那就是苍蝇，苍蝇爬过带有霍乱弧菌的食物之后再跑到人的身上去，身上所携带的病毒也会传播到人的身上。但是与水和食物相比较，苍蝇不值得一提。

要是不小心感染了霍乱，会出现啥情况？

感染了霍乱弧菌的人一般只有极少数人会在一种突然的情况下发作，发病之后会出现头昏脑涨和困倦以及腹泻等症状。其余的一般都会要等几天，因为霍乱弧菌是有潜伏期的，潜伏期有长有短，一般是一到两天左右，但是也有短到几个小时的，也有长到一周左右的。

发病之后会出现一个泻吐期，最开始的时候是肚子突然剧痛，接着就是呕吐，然后就开始拉肚子。这个拉肚子是一个特别苦恼的事情，每天大概要跑十趟厕所，甚至更多。拉出来的排泄物也特别稀特别水，这个时期大概要持续两天左右。

因为拉肚子还会造成脱水虚脱期，在这个时期里面患者会表现得非常不安，表情有时候很恐慌，有时候也很淡然和冷漠。还会表现出口干舌燥等症状。因为严重腹泻，丢失了大量的水分和电解质，患者血液内的电解质丧失严重，排出来的粪便也更甚于前。同时，也由于腹泻，患者体内的营养也丢失了太多，严重缺钙，导致肌肉痉挛，低血压和脉搏微弱等症状。

最后就是恢复期，脱水和虚脱被有力地纠正之后，患者就会慢慢恢复，恢复日期一般在三天到一个星期的时间不等，但是一些年老的患者

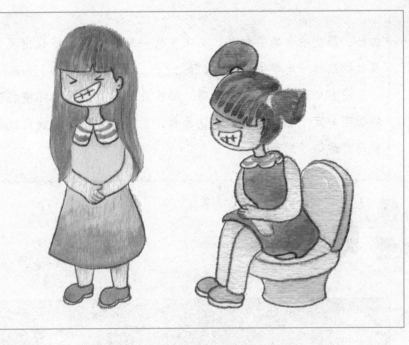

可能要在十天左右。某些年幼的儿童患者可能还会出现发烧等症状，这是正常反应，是因为循环改善后大量肠毒素吸收所致，不必担心，大概一到三天就消退了。

霍乱的传染性很强，不管是什么人，都很容易感染，但是这些感染者好了之后会有一定的免疫力，但是不是说以后就不会感染了

小链接

霍乱是如此的可怕，我们谁都不想染上，那我们如何防治呢？以下就给大家介绍几个防治霍乱的简单方法。

吃饭之前和饭前便后都要洗手，吃某些食物的时候一定要

加热，隔夜的食物要加热，有味道的一定要扔掉，要是出现了霍乱的症状一定要去医院看。

没有烧开的水千万不要喝，那些没有营业执照和环境肮脏的饭店一定不要去，不要暴饮暴食，更不要去碰那些疑似被霍乱病毒污染了东西。

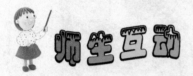

师生互动

学生：霍乱如此可怕，怎样才能发现自己感染了以便尽早医治呢？

老师：当你出现呕吐、腹泻等症状的时候，一定要马上去医院进行检查。和那些感染了霍乱病毒的人一起用完餐之后也要对自己的粪便和排泄物进行检查，以便搞清楚自己到底是否有感染。

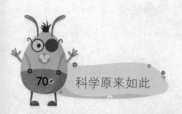

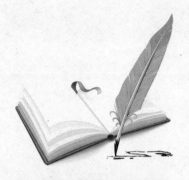

可怕的癌症

◎智智的外公去世了，智智很难过。

◎智智参见玩外公的葬礼之后，躺在床上心情久久不能平静，同学叫他出去玩他也不去了，他躺在床上，不断地回忆起外公生前的时候和他一起生活的一幕幕。

◎想着想着智智就开始生起气来，他大声叫骂着。

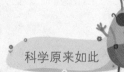

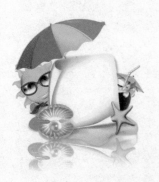

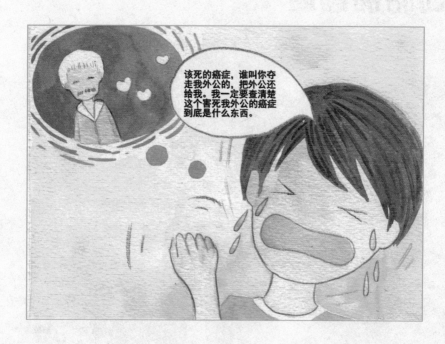

癌症是有多可怕?

癌症，也称为恶性肿瘤，人之所以会得这种讨厌的病，是因为在我们身体里面，控制细胞生长的增殖机制发生了异常，而导致的一种病。增值机制发生异常之后癌细胞的生长就失去了限制，不断地疯长，接着，癌细胞就会入侵在它附近的一些正常和健康的皮肤组织，不仅这样，它们还会通过身体里面的循环系统和淋巴系统将病毒转移和扩散到身体的其他地方。

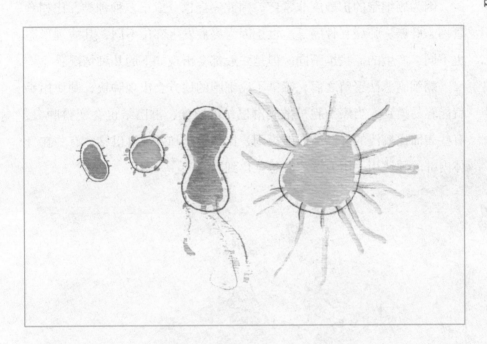

那么癌细胞是什么呢？癌细胞是一种变异了的坏细胞，是由那些好的细胞变成的，它是癌症的主要病源。科学家们经过研究，发现了感染癌细胞的原因，当我们的身体在环境污染和化学污染以及其他致癌因素的打击和作用下，我们身体里面的正常细胞就会发生癌变。

癌细胞和其他正常的细胞最大的不同是，它的生长速度超级快，几乎已经到了无法控制的地步，而且癌细胞还会转移和转化到其他地方和变成其他更可怕的病毒。因此，癌细胞病毒又恐怖又可怕，还很难被消灭。

得了癌症之后会出现的症状

　　因为癌细胞的扩散度非常广，因此癌症也分成很多种种类，比如食管癌、肝癌、肺癌、骨癌等。也正因为癌症发生部位不同，其病理形态也不同，产生的症状也不同。但是一般都会出现如下的几种情况：

　　癌细胞恶性繁殖之后，感染了癌细胞的地方会出现肿块，肿块用手就能轻易摸到。当癌细胞扩散到淋巴结的时候，淋巴结也会变得肿大，有些表面比较浅的淋巴结能够摸到，比如腋窝和颈部淋巴结，有些在身体内部的肿块用手用力按才能感觉得到。

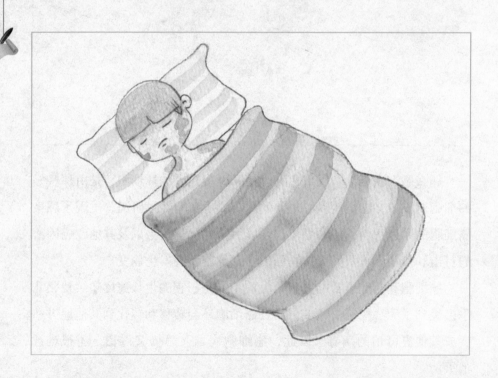

　　当感染癌细胞的地方出现疼痛的时候，就证明癌症已经进入中期或者晚期了。疼痛开始的时候只是隐隐作痛而已，晚上的时候，疼痛比较

明显。然后疼痛感再慢慢加重，直到最后患者变得难以忍受。这种疼痛造成的原因一般是癌细胞在侵蚀神经组织的时候造成的，一般的药物根本无法止痛。

还有一种症状就是溃疡，导致这种症状的原因是某些在身体表面的癌细胞组织生长得太快，而营养又跟不上，神经组织出现坏死的缘故。要是皮肤表面出现溃疡的话会发出特别恶臭的味道，要是胃癌和结肠癌出现溃疡的话只有通过专门的器具才能发现。

还有一些其他的症状，比如视力会出现障碍和面瘫等，这些都是由于相关神经组织被癌细胞压迫出现的症状。

把癌细胞饿死

癌细胞的扩散速度是惊人的，还特别难杀死，严重地扰乱了我们身体的健康，为了阻止癌细胞继续祸害患者的身体，科学家们发明出了一种治疗方法，那就是"把癌细胞饿死"。

所谓的饿死癌细胞是医生通过手术阻断人体对癌细胞的"供给线"的一种方式。在很早以前美国就有科学家发现，癌细胞要想变得更加强大对人体的健康充满威胁就必须依靠人体的血液给自己提供营养，因此，癌细胞就与人体健康组织的毛细血管挨得很近，以便自己吸收血液。要是如果想办法阻止或者"杀害"癌细胞周围的血管的话，癌细胞就会因为得不到足够的"食物"而缺少营养，最后会被活活"饿死"。

这种方法的实现是通过将我们的肝动脉堵塞，让毛细血管到癌细胞的运输线断裂，以此来控制癌细胞的生长，甚至让其因为缺少血液而直接死亡。这是一种非常好的饿死癌细胞的方法，目前，英国的科学家又发明了其他饿死癌细胞的方法。

有没有觉得"饿死癌细胞"很通俗，并不是那么专业？之所以会

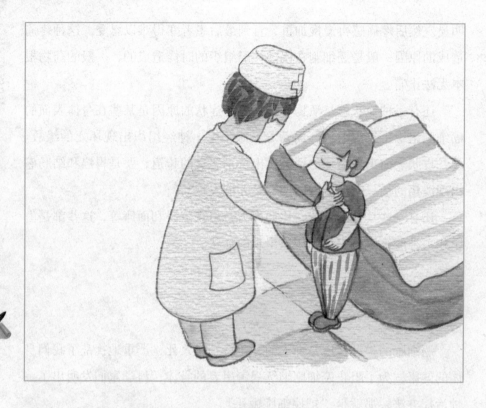

这样定名是想让普通人也能很好地理解这种治疗方法。这种方法并不是要病人通过不吃不喝来断绝营养。其实，治疗癌症，一半是靠医生和药物，一半是靠患者自身的免疫力。要是自身的免疫力很低，心态也不好，不好好配合医生的治疗，再好的药物也很难治愈癌症。反之，治疗才会出现效果，有时候甚至会出现意想不到的治疗奇迹。

小链接

　　得了癌症的人很难治愈，死亡率比较高。造成癌症患者死亡的原因一般有两种。

第一种是患者体内的癌细胞在形成的过程中会消耗人身体里面大量的营养物质，失去了营养物质之后，人的抵抗力和免疫力会越来越虚弱。

第二种，由于癌症发生的地方不同，有时候是心脏，有时候也可能是其他器官，当它在一个器官处出现的时候，就会破坏那个器官所属的功能，然后病人就会出现各种各样相应的症状。癌细胞不仅破坏了人体的器官功能，还使人本身的免疫力和抵抗力下降，直到最后死亡。

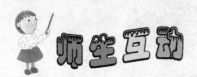

师生互动

学生：老师，癌症这么可怕，谁都不想得，那么请问，怎么预防癌症啊？

老师：预防其实很简单。最重要的一点就是不要抽烟，抽烟的坏处是有很多的，这个很多人都知道，但是还是有些人在不停地抽烟。另外就是要多运动，运动能给人一个健康的身体，增强身体的抵抗力。平时多吃水果和蔬菜，这些东西的营养价值很高，能有效地预防癌症。

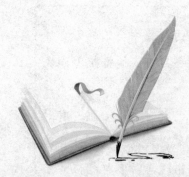

致命的恐怖病毒：埃博拉病毒

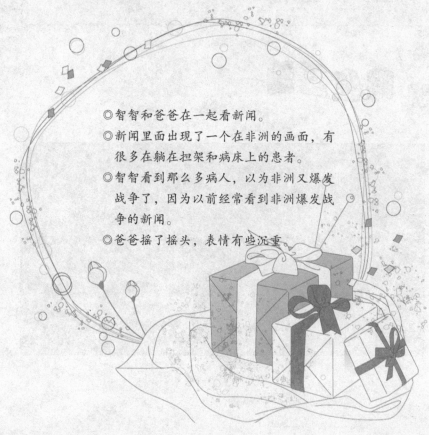

◎智智和爸爸在一起看新闻。

◎新闻里面出现了一个在非洲的画面，有很多在躺在担架和病床上的患者。

◎智智看到那么多病人，以为非洲又爆发战争了，因为以前经常看到非洲爆发战争的新闻。

◎爸爸摇了摇头，表情有些沉重。

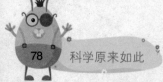

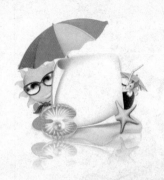

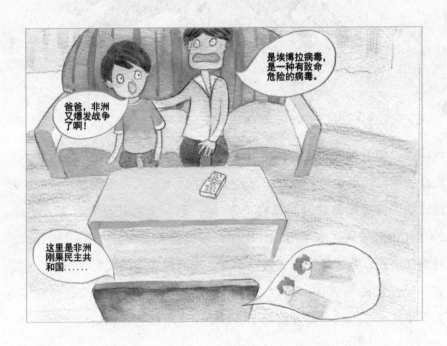

恐怖的埃博拉病毒

　　埃博拉是一条河的名字，位于非洲刚果民主共和国境内。之所以会用一条河的名字来命名这个病毒，是因为第一次发现这个病毒的时候就是在刚果民主共和国的埃博拉河地区。埃博拉病毒是一种非常可怕的烈

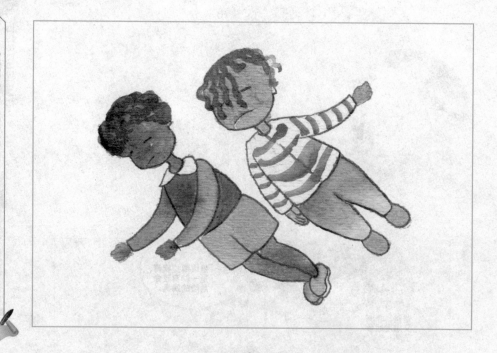

性病毒，能引起人和某些动物出现出血热，这种出血热是当今世界上最致命的病毒性出血热。至今，已经引起了近十次的大规模暴发流行。埃博拉病毒首次爆发的时间是在 1976 年，那一次总共有六百多人感染，2003 年的时候又在刚果出现，次年，埃博拉病毒又在与刚果相邻的苏丹南部出现，造成的死亡人数也不少。埃博拉病毒的死亡率很高，感染者一般有 50% 至 90% 的死亡率。由于埃博拉病毒的致死率已经到了令人发指的地步，已经高度引起了世界卫生组织的重视和关注。

埃博拉病毒为什么会泛滥？

埃博拉病毒可以通过和感染者的口水等液体接触而进行传播，或者皮肤接触以及黏膜接触等都可以传播。埃博拉病毒也具有潜伏期，理论上潜伏期是 2 至 21 天，但通常只有 5 至 10 天。时间一到，病情就开始发作。

在病情早期的时候，埃博拉病毒是不具备高度传染的能力的。在这个时期，要是和感染了埃博拉病毒的患者接触的话，一般都是不会有什么大的症状发生的。但是随着病情的升级，病人因为呕吐和腹泻所排出来的液体就具有了高度的传染性，非常危险，因此千万要注意。

至于埃博拉病毒为什么会如此大规模流行，科学家们研究得出结论，说最主要的原因是因为医院的环境所致。糟糕的公共卫生，乱扔的药物和废弃的针头以及缺乏减压措施的病房都对患者和医护人员造成了巨大的安全威胁。因为，研究指出，要是在一个好的现代化医院里的话，埃博拉病毒是根本就没有机会大规模流行的。

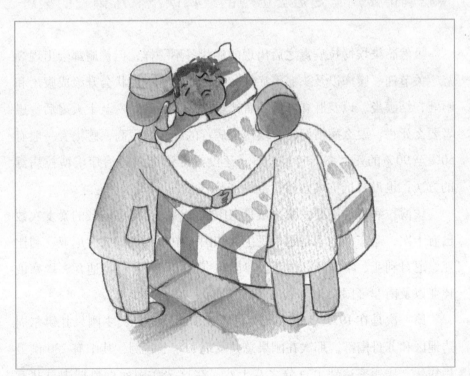

　　埃博拉病毒的多发地区，是那些没有良好的医疗设备和拥有卫生训练的医务人员的贫困地区。许多病例都证明了这一点，因此，在条件有限的情况之下，控制埃博拉病毒的措施就显得比较单一了：1、隔离病人；2、禁止共享针头，就算在严格消了毒的情况之下也不可以；3、使用一次性口罩、手套、护目镜和防护服等等。

　　埃博拉病毒的感染人群比较广，一般所有人都会感染上，不管年龄和性别。但是最容易感染的还是与埃博拉病毒患者密度接触的医务人员，检验人员以及在埃博拉流行现场的工作人员等等。他们才是最危险的！

感染埃博拉病毒之后会出现的症状以及它所偏爱的区域

　　虽然感染埃博拉病毒之后出现的症状各不一样，但普遍都会出现高烧、关节痛、腹痛以及头痛等症状。渐渐的，这些症状会升级成腹泻和呕吐，结膜炎，以及肝和肾等器官严重损坏等症状。六至十天之后，患者要么死亡，要么病情好转。埃博拉病毒的死亡率很高，感染者一般有50%至90%的死亡率。时至今日，还没有谁研究出能治疗埃博拉病毒的方法，也没有抵抗埃博拉病毒的疫苗。

　　埃博拉病毒的主要发病区域是穷困的非洲，目前有记载的暴发次数已有十次，遍布的国家是刚果民主共和国、中非共和国、肯尼亚、利比亚、尼日利亚、喀麦隆、加蓬、津巴布韦、乌干达、科特迪瓦、埃塞俄比亚以及南非等国家。

　　第一次是在 1976 年 6 月 ~ 11 月之间，爆发地是民主刚果扎伊尔周边地区和苏丹南部。那次在刚果总共发现 318 个病例，其中有 280 例最后病死，病死率达到了百分之八十八。在这 280 例死亡数据中总共有 85 例是因为共用注射器感染而死。在苏丹南部，总共发现 284 例，死

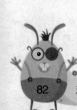

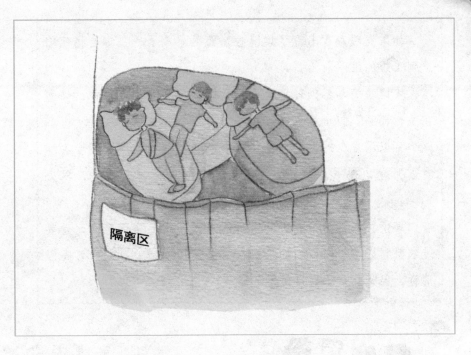

隔离区

亡151例，死亡率为百分之五十三。

第十次，也就是距今最近的一次发生的时间是2012年7月31日，发生的地方是乌干达。到8月3日时，已经确定的感染病例已经达到了53名，其中，有16人死亡。另外还有312人被怀疑感染了埃博拉病毒，因此他们也被隔离。

小链接

埃博拉病毒如此可怕，我们要学着预防。

不要去接触埃博拉病毒感染者的体液，如果非要接触的话要做好防护措施。

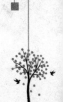

如果发现身边出现了埃博拉病毒的感染者，一定要将他们送到正规的医院救治。

埃博拉病毒感染者只要一死亡就立即火化掉其尸体，切勿在举行葬礼，防止病毒扩散。

可以尽量少的去参加一些集会，就算参加也尽量不要去和对方拥抱和握手，如果握手之后一定要注意清洗双手，以免感染。

埃博拉病毒感染者所使用过的东西一定要全部焚烧，尤其是衣服和床单等东西。如果实在需要使用的话一定要经过高温消毒，但是最好不要再使用。

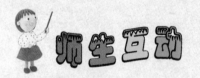

师生互动

学生：老师，除了非洲等贫困地区之外，还有其他地区有关埃博拉病毒感染的报道吗？

老师：到目前为止，关于到埃博拉病毒流行的区域去旅行，而回到原来的国家之后才感染的病例也是有相应报道的，比如英国和瑞士。但是参与救治这些异地发病者的医护人员却没有被感染，因为这些国家的医疗环境要好很多。另外就是研究埃博拉病毒的医护人员，在实验室做实验的时候被感染，一次是在英国，另一次在俄罗斯。俄罗斯被感染的那位科学家在不久之后就病发生亡。

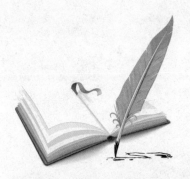

被人类消灭了的天花病毒

◎智智做了一个梦，梦见自己穿越回到了古代。

◎但是智智很快就发现自己在古代居然是一个卧床不起的病人，浑身酸痛，连动都动不了。

◎智智终于被这个可怕的梦给吓醒了，他用手擦了一下额头上的汗水，仍然心有余悸。

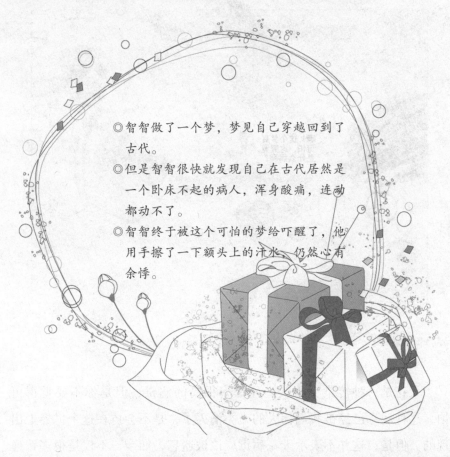

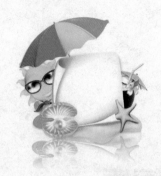

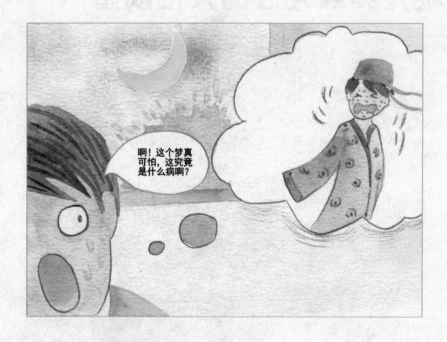

天花是啥？我以前咋没有听说过？

　　天花是一种传染性很快，死亡率很高的病毒，但是你不要觉得可怕，这种病毒已经被我们伟大的人类消灭了，是不会再在这个世界上出现的。但是，这并不表示天花病毒应该被遗忘，如今，不仅是很多普通

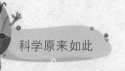

人，甚至很多医生都不知道天花的具体情况。所以，我们就更应该有责任和义务去了解它。

　　天花的主要引起源是天花病毒，这是一种非常烈性的传染病，要是一栋大楼或者一所学校只要有一个人感染上了这种病毒，那么这栋大楼或者这所学校，就要被关闭和封锁好几个月。

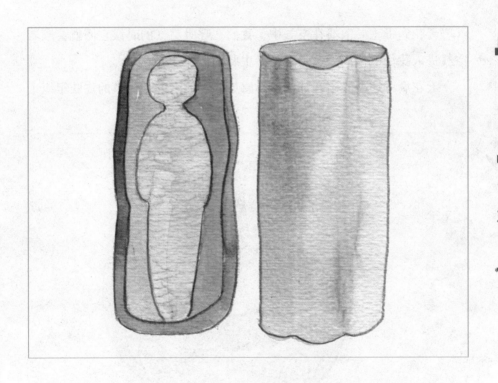

　　在我们人类的历史上，天花和鼠疫还有霍乱等传染病造成了非常可怕的死亡数字。天花最早肆虐的时候是在古埃及，那都是好几千年前了，人们从公元前1156年去世的埃及法老拉美西斯五世的木乃伊上发现了被天花病毒感染的迹象。世界上最后发现感染天花病毒的时间是在1977年，那时候我们很多人都还没有出生，被感染者是一名在医院工作的工人。到了1980年的时候，世界权威卫生组织宣布人类已经彻底消灭了天花病毒，此后，天花就淡出了所有人的视线。

天花病毒是第一个被人类所消灭的烈性病毒，但天花同时也是人类了解最少的一个传染性病毒。

天花的传染途径

天花病毒主要散播在空气中，我们在呼吸空气的时候它们就会顺着空气进入我们的体内，这是一种最主要的传播途径。

天花病毒还会吸附在那些容易感染病毒的人的呼吸道的皮肤组织上

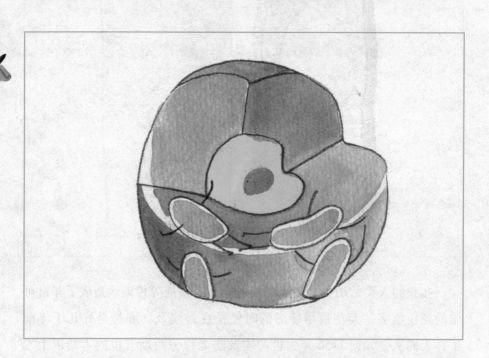

面，然后再入侵他们的细胞，天花病毒就能很快地到达淋巴结及扁桃体等淋巴组织，然后再大量地繁殖和复制病毒，接着，这些病毒就会进入我们的血液，生成一次比较短暂的病毒血症。然后病毒再通过血液感染

全身和吞噬细胞，然后再复制再扩散，形成第二次病毒血症。然后接着，病毒就会通过血液扩散到身体其他还没有去的地方，比如黏膜及内脏器官组织。

天花病毒的繁殖速度超级快，最主要的是通过空气传播，因此传播速度特别吓人。那些被感染了的人在一个星期以后也具有了传染性，其口水中就含有大量的病毒。更可怕的是，就算感染了病毒的病人结疤被剥离后，其身上依旧带有病毒，可以传染给其他人。

感染了天花病毒之后，我们身上会出现一些什么样的可怕反应？

和其他可怕的病毒一样，天花病毒也具有潜伏期，天花病毒的潜伏期大概是一个礼拜到半个月左右。感染天花病毒之后，最开始会出现高烧疲倦以及头疼和腰酸背痛等症状。两到三天的时间过去之后，脸上和四肢的皮肤上就会出现典型的天花红疹。在这段时间内，还会出现淡红色的块状，这些块状会伴随着天花红疹出现。数日之后，这些红疹就开始化脓了，一到两周之后就开始结痂，然后再过去三到四个礼拜之后，痂会慢慢变成疥癣，最后才会慢慢剥落。

天花病毒的种类有很多种，各种不同种类的病毒对人类造成的伤害也各不一样。很大一部分的天花病毒感染者到最后都会痊愈，但是依然有很大的死亡率，死亡率为百分之三十。死亡开始出现的时候是在发病之后的一个星期到两个星期之间。

直到现在为止，人类还没有找出有效的方法治疗天花病毒。那些被天花感染了的人一般都是以支持疗法进行治疗，主要以注射电解质和营养品为主，或者用药物控制病人的高烧和他们身体的疼痛，同时还会运用到抗生素等药物。

另外，防治天花病毒历史最悠久的方法是接种，在我国，最早使用

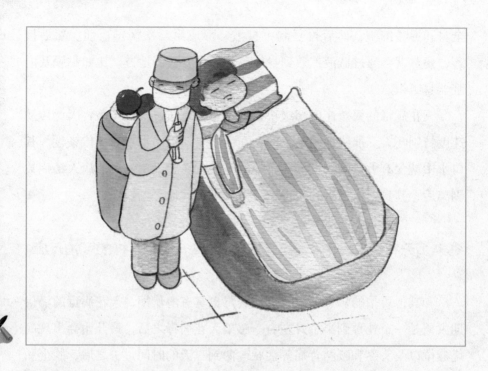

这种方法的是历史上的名医孙思邈，他用天花口疮中的脓液敷着在皮肤上来预防天花，到了明朝的时候，这种方法开始盛行起来。到了1796年的时候，英国有一个叫做爱德华·詹纳的医生发明了另外一种治疗方法，这种治疗方法的危险性比较小，那就是牛痘，他成功地用牛痘病毒为一个小男孩治疗了天花，这种方法一直衍生到了现代。牛痘病毒和天花病毒的抗原大多都一样，但是牛痘病毒对人体是不会治病的。

小链接

天花病毒已经被人类消灭了，但是究竟是怎么被消灭的呢？下面我们就来做一个大致的了解。

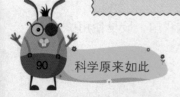

天花病毒几千年来一直威胁着人类的健康，有无数人因为它而丧命。近两百年前的时候，英国发明了牛痘疫苗，但是死亡者仍旧很多。后来，因为科学的发展，很多国家已经控制住了这种病毒，但是一些贫穷落后的地方依旧有这种病毒，直到1967年的最后一次消灭行动，天花病毒才算基本消灭干净。如今，几十年过去了，这种病毒没有再出现过。

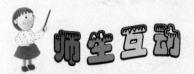

师生互动

学生：天花病毒已经被消灭了，那这个世界上是不是就再也没有天花病毒啦？

老师：不是的，这个世界上其实还有天花病毒，不过是科学家们用来研究的。存放在美国亚特兰大的疾病控制和预防中心以及俄罗斯 Koltsovo 的国家病毒和生物技术中心。

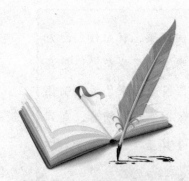

肚子里面的疾病：胃肠炎

◎智智突然感觉胃疼得厉害，他强忍住，但是还是疼得哭了起来。

◎爸爸赶紧将智智送到了医院。

◎经过医生的治疗，智智的胃终于不疼了。

◎智智听完之后就开始努力回想这几天到底吃了什么不干净的食物。

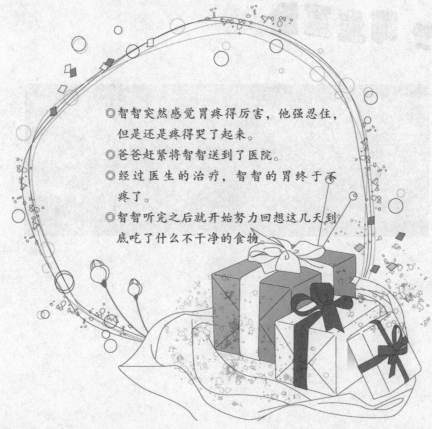

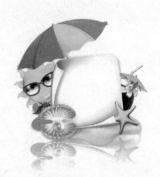

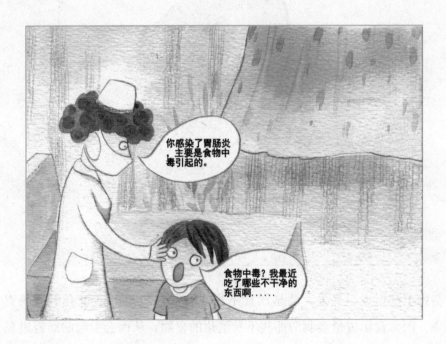

你感染了胃肠炎，主要是食物中毒引起的。

食物中毒？我最近吃了哪些不干净的东西啊……

胃肠炎是一种什么病啊？

当我们的胃肠黏膜和它的组织出现出血性炎症和坏死性炎症的时候，所产生出来的症状就叫做胃肠炎。感染肠胃炎的最主要原因是因为食物中毒，当我们不小心吃进了含有病原菌及其毒素的食物的时候，就

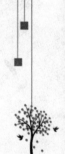

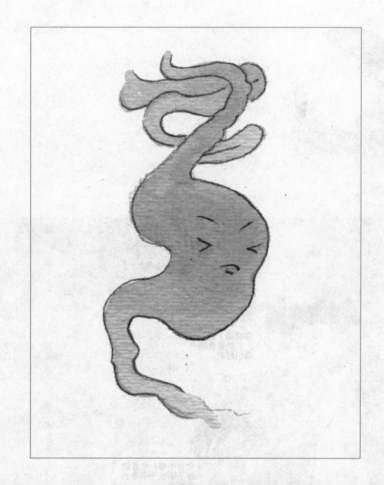

会患上肠胃炎。另外，要是饮食不当或者饮食过量的话也会引起肠胃炎，因为食物过量会刺激那些不易消化的食物，从而会引起的肠胃道黏膜的发炎。发病的季节主要以夏季和秋季为主，这两个季节是发病率最高的时期，没有性别和年龄差异，人群普遍都会感染。肠胃炎也具有潜伏期，最短的是十二个小时，最长的是三十六个小时，也就是半天和一天半。

患上胃肠炎之后会出现哪些症状？

根据病情的不同，肠胃炎分为急性胃肠炎和慢性胃肠炎。既然分类了，那它们所表现的症状也当然不一样啦！

急性胃肠炎：这种胃肠炎是因为吃了不干净的食物引起的，尤其是那些被痢疾杆菌和沙门氏菌所感染了的食物。这些食物所产生的大量毒素都被我们吸进了肠道里面，然后就会引起各种不一样的症状。会出现

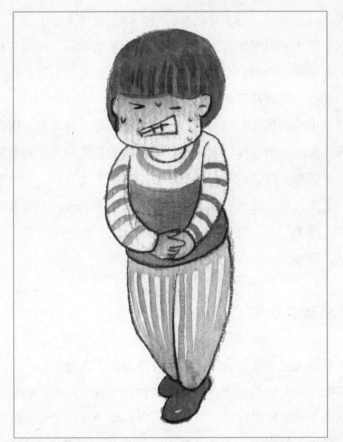

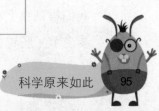

的症状一般是呕吐、恶心、腹泻以及发热和腹痛等症状，随后还会产生电解质和液体的丢失，严重一点的患者还会出现脱水和休克。不过一般患者只会出现呕吐和恶心以及腹泻等症状。拉肚子的情况比较严重，每天需要往厕所跑的次数最少三次五次，最多十次，严重者的次数更多。排泄物大多都是呈水样，非常臭，颜色也不看好，有时候是绿色，有时候是深黄色。伴随着腹痛的还有发热以及浑身酸痛等症状。那是相当的难受啊！

慢性胃肠炎：患上慢性胃肠炎之后，最常出现的症状就是腹泻，这种情况可是想当的严重啊，平均一天最少也得两三次，出现的时间段一般是早餐之后。哈哈，是不是很恶心啊，吃了就马上排出来了。不过腹泻的情况一般不会出现在晚上尤其是我们睡觉的阶段，因此，我们就能睡上一个好觉啦，不用担心因为太熟睡拉到裤子上。不过，排出来的粪便却相当恶心，里面甚至还带有黏液。

另外，出现的腹痛症状也很严重，腹痛部位一般是左下腹或右上腹部。腹痛的程度也不一样，有的是绞痛，有的是胀痛，有的是剧痛，有的甚至还是刺痛。持续的时间也不一致，有的是几分钟，有的又是好几个小时。除此之外，慢性胃肠炎还有一些其他的表现：上腹部胀满、厌食、嗳气、恶心等等。还有植物神经功能紊乱等一些症状，多汗，头痛，潮热，焦虑，失眠等症状都有可能会出现。

胃肠炎患者食物禁忌

得了胃肠炎之后在饮食方面千万要注意以下几点：

不要吃辛辣刺激的食物，因为这些食物中带有乙醇，乙醇能溶解掉我们胃黏膜上皮的脂蛋白层，对我们的胃黏膜会造成非常大的伤害。只要患上了肠胃炎的患者，不管是急兴还是慢性都要禁食这些辛辣食物，否则，病情会越来越严重哦！

　　饮食一定要规律，原则上来讲，得了肠胃炎的人一定要吃一些比较清淡或者对胃黏膜刺激比较小的食物，但并不是患者的病情就会减轻。而应当注意饮食的规律，不要吃得太少，但是也不能吃得太饱。最好少食多餐，尤其是那些比较年老，胃质功能下降的患者，每天最少要吃四五顿，每顿吃个六七成饱就可以了。食用食物的时候要注意营养的均衡。

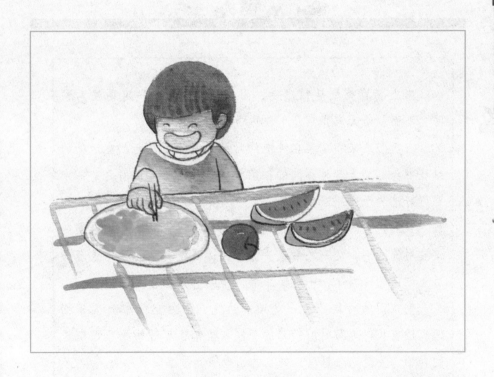

　　不要吃那些不干净的食物，要好好保护我们的胃，吃东西的时候一定要注意卫生。吃水果的时候一定要清洗干净，那些变质了的食物千万不要吃。那些变质和被污染了的食物里面带有很强的细菌，会直接破坏我们的胃黏膜。放在冰箱等冷藏器具里面的隔夜食物第二顿吃的时候一定要进行加热。

那些太辣，太冷太硬的食物也不要过多食用。要是太凉的食物进入肠胃里面之后，会导致胃痉挛，不利于消化。要是太热的食物又会刺激胃内黏膜，也不好。

另外，食物的软硬程度一定要把握好，不能太硬，要是食用了过硬了食物，胃的消化任务就会过重，胃黏膜就会受到很强的损伤，胃肠炎的病情也会被加重。

小链接

患上肠胃炎之后很难受，因此，在生活中一定要注意预防，下面就给大家介绍几个预防肠胃炎的小知识。

有很多瓜果和蔬菜在种植的时候都喷洒了农药，在运输的过程中会感染上各种不同的细菌和病毒，因此在食用之前一定要好好清洗干净，避免中毒。

我们吃饭的碗筷等餐具也一定要清洗干净。清洗的时候一定要用洗洁剂，洗完之后也要擦干净，要是有水的话是很容易滋生细菌的，因此，一定要注意。

吃东西的时候不要一边走一边吃，因为空气中有很多细菌，还有我们走路时所扬起的一些灰尘都很容易污染我们碗里的食物，要是吃了被感染的食物，也很容易感染胃肠炎。

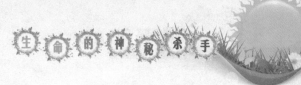
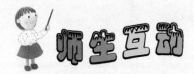

学生：老师，前面说到了硬食物和软食物，那么软食物和硬食物一般都有哪些呢？

老师：软食物就是比较软容易咀嚼和消化的食物，有凉粉、面条、馄饨、水饺、面包等。反之，硬食物就是不容易消化需要一定力度才能咀嚼掉的食物，有糯米圆子，凉拌食物、藕和烧烤油炸类食物等。

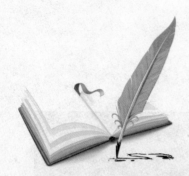

潜伏在身体里面的肝炎：乙肝

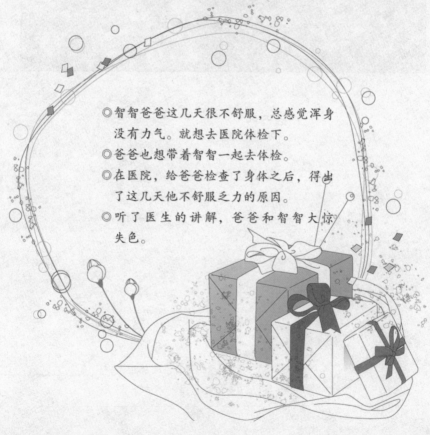

◎智智爸爸这几天很不舒服，总感觉浑身没有力气。就想去医院体检下。

◎爸爸也想带着智智一起去体检。

◎在医院，给爸爸检查了身体之后，得出了这几天他不舒服乏力的原因。

◎听了医生的讲解，爸爸和智智大惊失色。

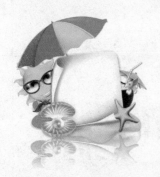

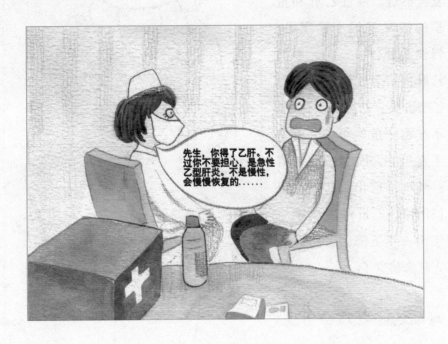

乙肝是什么？

　　乙肝是乙型病毒性肝炎的简称。人之所以会患上乙肝，是因为我们的身体被一种叫做乙型肝炎病毒的病毒感染之后所得的一种疾病。乙肝干的最大的坏事就是吞食我们的肝，它存在在我们的肝细胞里面，并损坏它们，让我们的肝发炎和坏死。根据病情的不同，乙肝分成好几种，慢性乙肝，急性乙肝，重型乙肝等等。急性的能很快就恢复，有很多感染了急性乙肝的成年人甚至能自动恢复。不过，慢性乙肝和重型的情况就很不稳定了，慢性乙肝分成三种：慢性乙肝携带者、慢性活动性乙型肝炎、乙肝肝硬化等。不过乙肝虽然可怕，但是不要担心，因为乙肝疫苗已经被推广出去了，在我们国家，乙肝的发病率一年比一年下降，患乙肝的人越来越少了。

感染乙肝之后会出现什么样的症状呢？

根据病情，乙肝大体分成三种，一种是急性的，另外一种是慢性的，还有

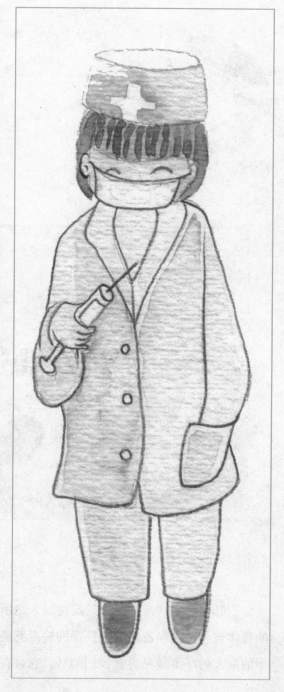

一种是重性的。这几种出现的症状都不一样，下面来给大家分段讲解。

急性乙肝根据症状的不同，可以分成急性黄疸型和急性无黄疸型。急性黄疸型的主要表现是乏力和低热，以及没有食欲和胀痛恶心呕吐等症状，有时候，尿液也会发黄，甚至有一些情况比较严重的患者大便也会发黄。急性无黄疸型就稍微要好很多了，症状也比较轻，患者浑身会有轻微的乏力症状，以及恶心等。急性乙肝恢复的速度比较快，但是一般是很难发现的，病毒藏在我们的身体里面，只有化验我们的血液或者尿液的时候才会发现，体检的时候也会被发现。

慢性乙肝就比急性乙肝麻烦多了，根据不同的症状，慢性乙肝分成轻度、中度、重度三种。

轻度患者的病情比较轻，头晕和无力以及无食欲的症状会反复出现，不过一次比一次的情况要轻。轻度患者还会出现尿黄以

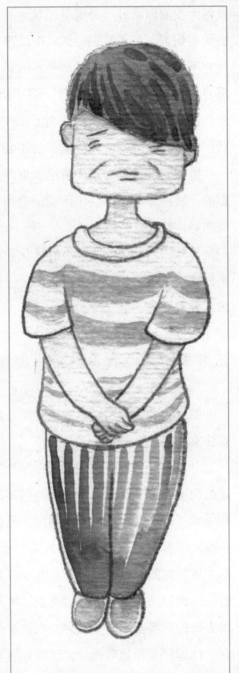

及讨厌食油以及肝不舒服等症状。另外，轻度患者的肝只有一两处地方会受到伤害，且还特别轻呢。中度患者出现的情况和轻度患者出现的情况差不多，只是情况比轻度患者的要严重一些。重度患者的病情就要严重多了，有明显的肝炎症状，除了出现乏力和腹痛以及尿黄等症状之外，还会出现因为肝病而引起的面黄，以及肝掌、蜘蛛痣、脾大等症状。白蛋白会降低，丙种球蛋白还会明显升高。

重型乙肝患者出现的情况就更严重了，极度乏力，消化道也会受到影响，精神和神经也会出问题，会出现贪睡以及烦躁不安和性格改变、昏迷等症状。

另外，乙肝还分成肝炎肝硬化和淤胆型肝炎，这两种的症状都是严重的，不过出现的几率都比较小，一般的乙肝患者都只会出现上面说到的三种类型的乙肝。

乙肝患者在饮食上需要注意些什么呢？

民以食为天，乙肝患者也要吃东西，那么，在饮食上，乙肝患者需要注意一些什么呢？

急性乙肝患者：急性乙肝在早期的时候，患者会有恶心呕吐和食欲差的情况，这个时候，患者吃的很多东西都会被吐出来，营养也就得不到保障了，因此，在这个时间段，乙肝患者可以多吃一些面条和稀饭等一些比较容易消化和清淡的食物，也可以适当吃一些蔬菜和水果什么的。恢复期的时候，患者恶心和呕吐的症状会慢慢消失，应该多吃一些蛋白质比较高的食物，比如鸡蛋、牛奶、大豆和鱼什么的，以便增加之前丢失的营养。千万要注意，在这个时期，不要吃一些含有太多糖的东西，比如甘蔗和葡萄糖等，这些东西对乙肝患者一点也不利。

慢性乙肝患者：吃一些带有蛋白质的食物，这些可以维持体内的氮

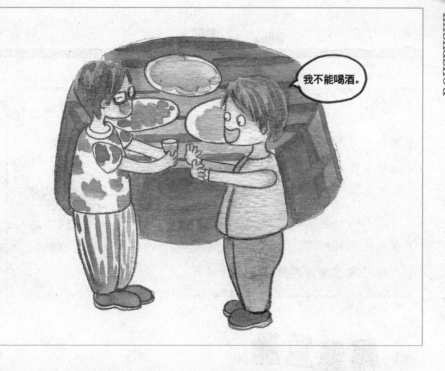

平衡，还可以改善肝脏的功能，恢复某些被乙肝病毒破坏的肝组织。还可以增加一些适量的碳水化合物，这些东西可以为乙肝患者提供50%~70%的热量，还可以减少体内蛋白质的分解，以促进肝对氨基酸的吸收和利用，增强肝细胞的解毒能力。还要多吃一些带有维生素和矿物质的食物，维生素对肝脏的解毒能力以及免疫等方面都能起到非常重要的作用，而且，维生素也是乙肝的辅助药物。慢性乙肝患者最容易出现缺钙和骨质疏松等症状，如果坚持食用一些带有维生素和矿物质的食物的话，对患者的补钙作用是非常大的。另外，慢性乙肝患者千万要记住，一定不要喝酒，因为肝患上乙肝之后，功能就会下降，对酒精的分解能力就变低，这样，酒精就会伤害我们的肝。就算一丁点酒也可能会导致病情的恶化，所以，乙肝病患者，千万不能喝酒！

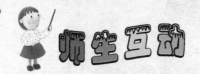

小链接

乙肝是乙型肝炎病毒引起的，乙肝只会通过血液和体液传播，平常和乙肝患者接触，比如拥抱或者握手，甚至居住在一所房子里面都不会感染上乙肝。因此，患上乙肝疾病的人，你不用自卑，不用担心会把自己的病情传染给其他人。而其他正常的人，也应该多普及知识，了解乙肝的传播途径，不要去仇视患上乙肝的人。只要对乙肝做到足够的保护，不要使他们的血液暴露出来，病毒就不会传播开。

师生互动

学生：老师，注射乙肝疫苗有年龄限制吗？

老师：乙肝疫苗没有年龄限制，什么年龄段的人都可以注射乙肝疫苗，一般刚出生的婴儿都会要求去注射乙肝疫苗呢。

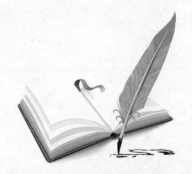

一直潜伏在我们身边的传染疾病：传染性非典型肺炎

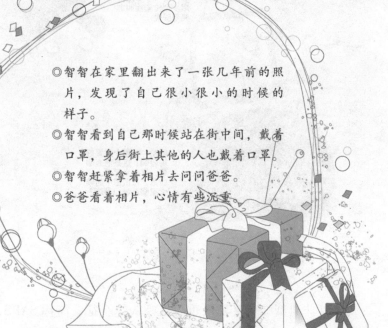

◎智智在家里翻出来了一张几年前的照片，发现了自己很小很小的时候的样子。

◎智智看到自己那时候站在街中间，戴着口罩，身后街上其他的人也戴着口罩。

◎智智赶紧拿着相片去问问爸爸。

◎爸爸看着相片，心情有些沉重。

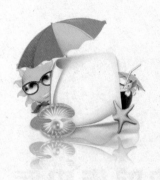

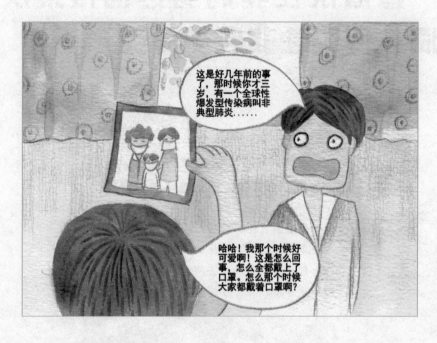

传染性非典型肺炎是一种什么可怕的疾病？

　　传染性非典型肺炎又称严重急性呼吸综合征，简称SARS，是一种被新型冠状病毒SARS感染而得的一种呼吸系统传染性疾病。科学家研究指出，携带这种病毒的可能是某些动物，可能是由于生态环境的改

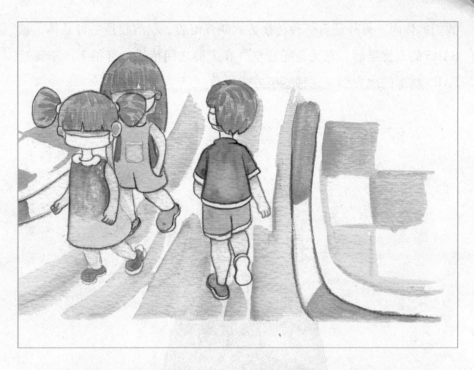

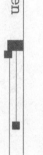

变，和病毒能力的增强，导致这种病毒传染给了人类，并成功地在人与人之间进行传播和扩散。SARS 病毒的表面有一层膜，比较惧怕热、乙醚和酸等东西。SARS 病毒和其他对人类有害的冠状病毒相比较，抵抗力和稳定性都比较强。全球第一例 SARS 病毒感染是发在 2002 年 11 月的中国广东省佛山市，并在很短的时间里面扩散成流行的姿态。到 2003 年 8 月 5 日的时候，全球已经有 29 个国家出现了 SARS 病毒感染病例，总数为 8422 例，死亡 916 例。死亡人数是总感染人数的 9.3%。

SARS 病毒的传播途径以及症状

SARS 病毒最主要的传播途径是和感染者密切接触，还有和感染者近距离说话的时候，对方的口水和唾液所携带的病毒会通过空气传播到我们的体内。另外还有一种传播方式叫气溶胶，气溶胶是一种载体，被SARS病毒感染后，它又会随着空气在人群之间传播，有很多严重流行SARS病毒的地方都是这种感染方式导致。

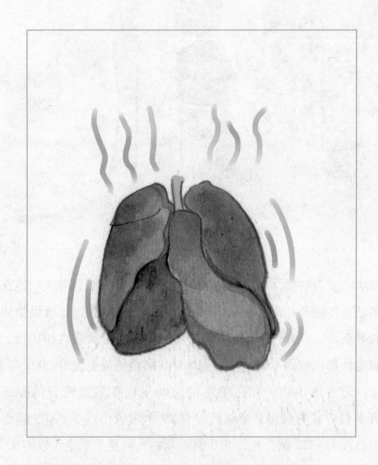

感染SARS病毒之后出现的症状一般分为三个阶段：

感染SARS病毒之后，1～7天出现的症状一般是早期症状。这期间，患者浑身会发热，患者体温大于38℃，其中有一半的患者还会出现头疼，乏力以及咳嗽，腹泻和胸疼等症状。在早期，患者的肺部不会出现太大的病变，就算用X光检查也发现不了什么阴影。其中有95%

以上的患者，在病程 7 天内才会出现阳性改变。

感染 SARS 病毒 8～14 天所出现的症状为进展期。在进展期，患者的发热情况还会继续持续，肺部的病变情况会加重，患者会逐渐感到胸闷和呼吸困难，渐渐地，情况也越来越严重。通过 x 光线检查，会发现肺部的阴影扩展迅速。有部分病情严重的患者会因此而死亡。

进展期之后就是恢复期。这个时期，患者的身体高温会逐渐降下来，一些严重的症状也会慢慢地缓解。严重病变的肺部也会开始吸收新鲜的空气。有少数 SARS 病毒患者在两周左右就可以病愈出院了。但是为了控制传染，很多 SARS 病毒患者在两三日左右才会被放出院。

另外，SARS 病毒还伴有一定的并发症：败血症、肾功能损害、休克等等。

SARS 病毒就在我们身边！

SARS 病毒出现的时间离我们并不远，但是又在很短的时间里被消灭了，这是一件非常幸运的事情！不过，SARS 病毒是不是不会再在我们人类的世界里面出现了？专家说：会的！不过，SARS 病毒再次发生的时间谁都不知道是什么时候，这要与 SARS 病毒攻击人类的时间相关。换句话说，非典型肺炎什么时候再发生是 SARS 病毒说了算的。SARS 病毒爆发的季节以及感染方式和传播途径依旧是和以前一样，动物仍旧是最主要的传播源头，人类依旧普遍容易感染 SARS 病毒！哇！是不是很可怕，我们要做好防范工作呢！

SARS 病毒是很可怕的东西，对我们人类的危害是长期的，再次爆发和流行是很有可能的。从另一种角度上来说，SARS 病毒的流行是防不胜防的，因为病源来源于动物，生物病毒传播的时候要是没传染到人类，我们又很难发觉。但是这些由动物引起的病毒又和我们人口密度、

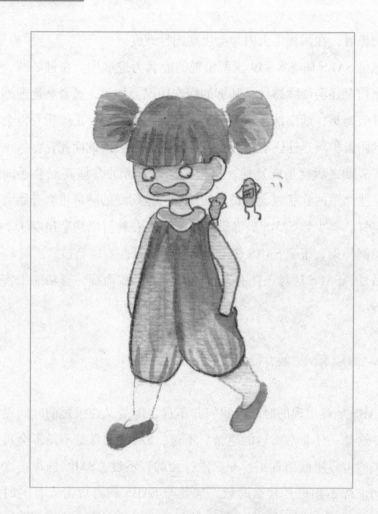

人口流动以及采取的预防控制等措施和情况有着密不可分的关系。

2002 年到 2003 年这两年的防止工作已经积累了很多经验，医院对 SARS 病毒的再次爆发已经有了一些应对措施，相应的诊断器材和药物都已经具备。从这个方面来说，SARS 病毒是可以防止的。但我们并不能完全自信地说：SARS 将来再也不会爆发了，或者说爆发之后能被有效地控制而不扩散。

小链接

SARS 病毒的预防小知识。

控制 SARS 病毒的传染源：在人类的世界，SARS 病毒最主要的传播者是感染了 SARS 病毒的患者。因此，要早些发现这些感染者，并对他们进行隔离，控制他们的病情，进行治疗。

阻断 SARS 病毒的传播途径：人与人是传播和感染的关键，因此要切断这些传播途径！要选择合格合法的医院治疗感染者，不要轻易去和医护还有工作人员接触，因为他们是最容易感染 SARS 病毒的人！

保护那些容易感染 SARS 病毒的人：如何有效杀死 SARS 病毒的方法科学家们还没有研究出来，正在摸索的过程中。这些研究人员和工作人员在进入工作区域的时候一定要注意自我保护！

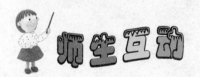

师生互动

学生：老师，非典后遗症是一种什么症状啊？严重吗？

老师：非典后遗症，多指因为预防或者治疗非典而遗留下来的病症。大多数是因为过度使用激素而留下的后遗症。在 2003 年，为了挽救患者生命，激素药物曾经大量在非典紧急治疗中使用，过度使用激素的后果就是导致部分患者股骨头坏死。

现在，这些患者大多数生活拮据，百分之六十的患者发生了家庭变故，只是这个群体，已经渐渐被遗忘了，大部分非典患者都有肺部病变等多种后遗症，身心都受到了巨大损害。尤其很多人因为受到歧视而引发了心理障碍，钟南山院士称之为非典最大的后遗症"SARS 后综合症"。

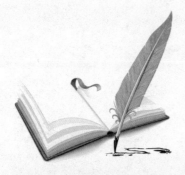

shengmingdeshen
mishashou

让四肢无法动弹的类风湿

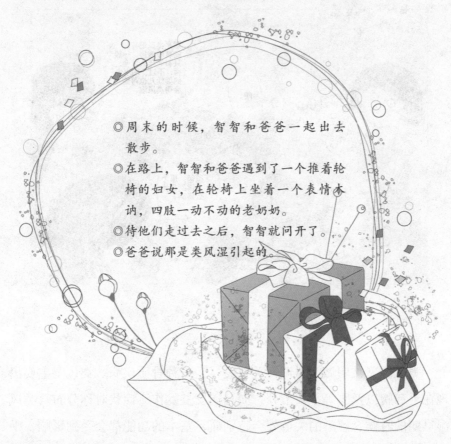

◎周末的时候，智智和爸爸一起出去散步。

◎在路上，智智和爸爸遇到了一个推着轮椅的妇女，在轮椅上坐着一个表情木讷，四肢一动不动的老奶奶。

◎待他们走过去之后，智智就问开了。

◎爸爸说那是类风湿引起的

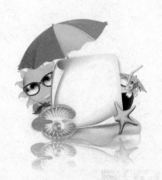
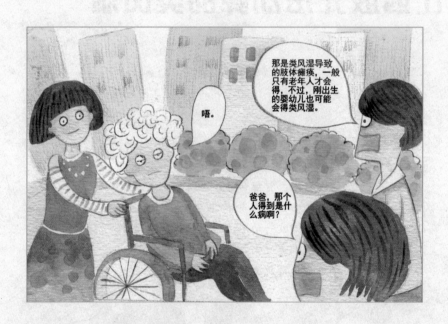

类风湿是一种什么病？

　　类风湿又被叫做类风湿性关节炎，是一种骨质疾病。类风湿主要出现在手和腕以及脚等小关节处，而且还反复发作，症状对称分布。类风湿早期的时候，感染的关节处会特别痛，基本的功能都会受到影响，手拿不了东西，吃不了饭，脚也不能正常行走。到关节炎晚期的时候，感染的关节处会出现不同程度的畸形和僵硬，骨头和骨骼肌还会出现萎缩的情况，晚期类风湿很容易让患者成为残疾。从类风湿的早期到晚期的病情变化来讲，类风湿会波及到关节软骨以及关节韧带和肌腱等地方，

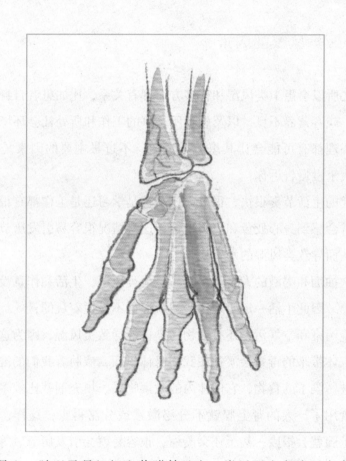

其次就是心、肺以及骨组织和浆膜等地方。类风湿患者除了全身的关节炎会出现病变的症状之外，还会出现发热、无力、胸膜炎以及病变等。严重一些的患者，甚至全身都会出现病变。

另外，根据病情的不同，类风湿还被分成了四种级别。患者能正常活动，手和脚的功能都没有受到影响的话，被称为Ⅰ级，这是一种比较轻微的症状；患者的关节会受到中度的影响，但是还是能适应基本的生

活的话，被称为Ⅱ级；Ⅲ级就是患者的关节处受到了很大的限制，很大一部分的日常生活和行动都会受到影响；第Ⅳ级最严重，患者基本就不能动弹了，只有依靠轮椅才能生活。

主要导致类风湿的因素

人之所以会患上类风湿和很多方面都有关系，比如患者自身的内分泌失调，或者营养不良，以及患者所从事的工作和所处社会环境，甚至他们的心理都有可能会让其患上类风湿。不过最主要的因素是下面几种，让我来慢慢告诉你：

现代的生活节奏很快，很多人，不管是学习还是工作都有很大的压力，经常会感到身心疲惫和没有精神，这些情况很容易引发历节风和骨骱痹，从而导致类风湿的发生；

喜欢抽烟和喝酒的人也会很容易患上类风湿，生活和作息没有规律也会患上，因此生活一定要规律，类风湿可不是说着玩的；

环境污染和空气污染还有食物污染也能导致类风湿，因为这些污染给我们人体带来的毒素会淤积在我们身体里面，威胁着我们的健康。比如那些被污染了的食物，它们体内的激素物质、填充剂就比较多，要是不小心食用了，人的肾上腺就不分泌激素或分泌得少，这样，时间一长，肾上腺就会报废，甚至还会萎缩，很容易就会引发历节风等，而这正是类风湿的一个症状；

滥用药物也会导致类风湿，现在很多人，一生病就马上去医院买药吃，殊不知，有很多药物对肝脏都是有害的，比如庆大霉素、丁胺卡那、复方新诺明等等，这些都能引发类风湿，在选用药物的时候，一定要遵照医嘱，不要盲目选用；

另外，其他心脏类疾病也可能导致类风湿，因为人的心脏肺腑都是

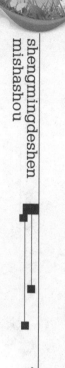

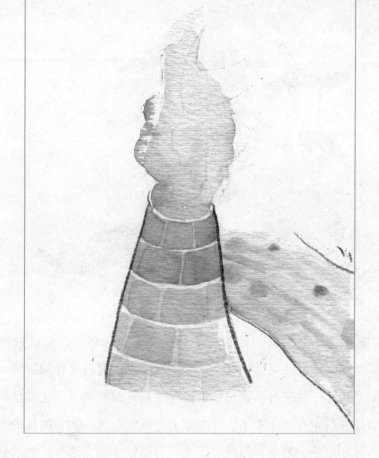

相通和相连的，也是相互制约的，生病之后，也是会相互影响。

类风湿患者在饮食上需要注意一些什么呢？

　　类风湿属于慢性关节疾病，类风湿患者在患病期间，一定要注意骨骼和关节的营养，因为只有在饮食上注意了这些情况，类风湿才会好得快一些。那么，类风湿在饮食上具体需要注意一些什么呢？嘿嘿，让我慢慢来告诉你。

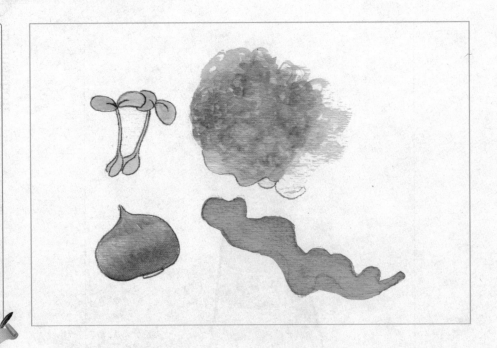

类风湿患者要多食用用植物油炒的菜，少用猪油，可以选择色拉油、玉米油、橄榄油等植物油，这些对身体的恢复有很好的帮助。在食物方面要选用一些带有高蛋白、低脂肪、高纤维和容易消化的食物。也可以食用一些带有维生素 E、维生素 C、维生素 A、维生素 B 的水果和蔬菜，比如豆芽、紫菜、洋葱、萝卜、海带什么的，还有一些水分比较多的西红柿和黄瓜等等。

某些含盐量比较高的调味品和食物要少吃，要多吃一些含钙的食物，比如牛奶和豆腐什么的。要是患者身体会发热的话，就应当多吃一些绿豆和西瓜等食物败败火。要是身体属寒性的话，就要吃一些羊肉和牛肉等肉类食物，不过要控制量。

嘿嘿，上面说了这么多，你一定明白了类风湿患者应该都吃一些什么了，在生活中，如果你身边有类风湿患者的话，就要要求他们注意了哦，因为只有这样才会好得快一些。

小链接

　　类风湿的预防很重要，平时应当多参加体育锻炼，增强身体的体制，没事不要躲在家里不出门，可以出去散散步或者做点广播体操什么的。一般患上类风湿的人都是比较瘦弱的，身体强健的人，一般是不会得类风湿的，因为他们抵抗疾病的能力强。

　　在平时的生活中，也要特别注意，防止受寒或者淋雨受潮什么的，对关节，要进行保暖。要是衣服或者鞋子被打湿了的话，就不要再穿了。夏天的时候天气比较热，不要为了凉爽，吃很多冷饮。秋冬的时候，天气会转凉，这个时候要特别注意保暖，不要让关节受冻了。

　　另外，饮食起居也要规律，工作也要劳逸结合，这些都是让身体变得强健的主要措施。有很多类风湿患者之所以会复发，就是因为在病情好转之后不坚持体育锻炼。

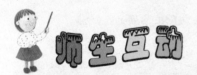

师生互动

　　学生：老师，类风湿会遗传吗？

　　老师：类风湿拥有遗传性，比如，一个母亲患有类风湿的话，她生下来的孩子也一定会受到类风湿的影响。不过，类风湿的导致原因遗传因素占很小一部分，不需要太担心，很大一部分都是因为后天的因素造成的，尤其是那些不喜欢锻炼的人，最容易患上类风湿。

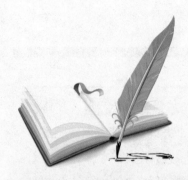

致癌的砷中毒

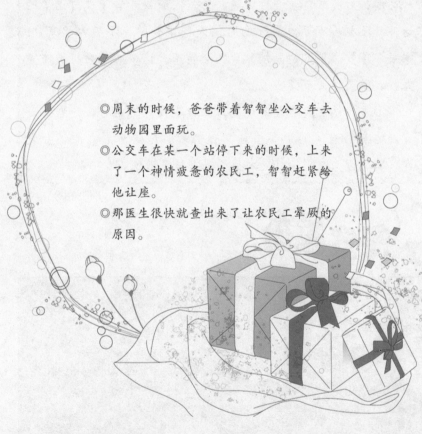

◎ 周末的时候，爸爸带着智智坐公交车去动物园里面玩。

◎ 公交车在某一个站停下来的时候，上来了一个神情疲惫的农民工，智智赶紧给他让座。

◎ 那医生很快就查出来了让农民工晕厥的原因。

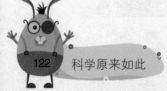

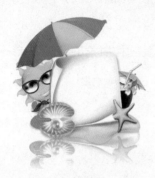

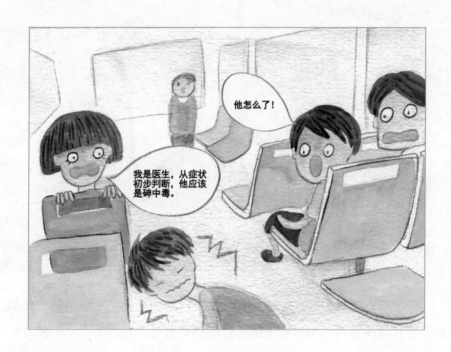

砷中毒是怎么一回事？

砷中毒是怎么一回事呢？要了解坤中毒是怎么回事，就先要知道砷是什么东西。砷是一种化学元素，有灰和黄还有黑三种颜色，形状也不一样，就像石头一样，给人的感觉比较脆，其实砷是比较坚硬的东西。

砷可以被升华，但是很难被水给溶解。另外，砷在非常潮湿的环境下，很容易被氧化成三氧化二砷，三氧化二砷是一种有剧毒的东西，就是我们平时所说的砒霜，也被称作信石、砒石等等。是一种白色的粉末，能溶于水，不过，更容易被高温的水升华。

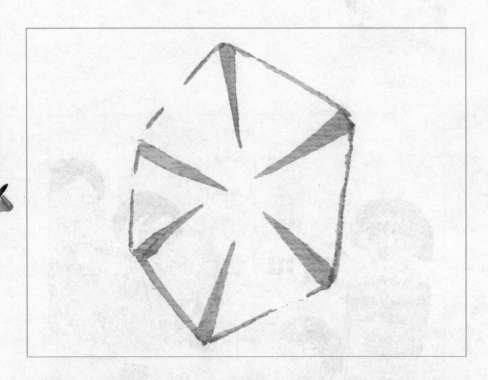

人之所以会砷中毒，一般有三种情况。一种是在平时的生活中接触到了带有砷的东西，而感染上的，这种感染有时也是因为有伤口的皮肤因为接触到砷所造成的。另一种是生病的时候，吃多了某些带有砷的药物，而导致的中毒。还有一种砷中毒被叫做职业性中毒，主要是一些在生产杀鼠药、杀虫剂、和消毒防腐剂的工厂工作的人，不小心沾染上了这些他们生产的东西而导致的中毒，因为杀鼠药、杀虫剂、和消毒防腐剂这些化学物质里面都会使用到砷。

急性和慢性砷中毒以及它们给我们带来的可怕症状

根据病情和感染砷中毒的途径不同，砷中毒一般分成急性中毒和慢性中毒两种。

急性砷中毒：

急性砷中毒一般是在通风条件不好的环境里面加热带有砷的物质所引起的，或者在平常的生活中不小心食用了被砷污染了的食物所导致的，要是皮肤接触了砷，尤其是受伤的皮肤，最容易砷中毒。

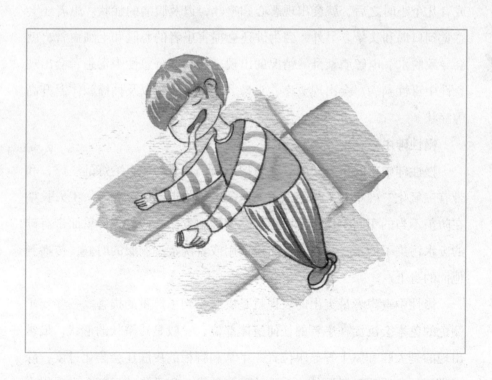

感染了砷的皮肤处会出现非常密集的，深红色的米粒大小的丘疹，患处会有痒的感觉。要是不小心吸入了砷的患者，会出现咳嗽以及吐痰等呼吸道症状。另外，急性砷中毒的患者还会出现头痛、头晕、腹痛、腹泻、浑身无力等症状。

前面说过，砷在潮湿的条件下会升华成三氧化二砷，也就是砒霜。三氧化二砷是一种没有味道的物质，要是我们在生活中不小心食用了这种物质的话，就会引起砷中毒。三氧化二砷是一种遇到水就会溶化的物质，很快就能被我们的消化道吸收。三氧化二砷是一种毒性非常强的化学物质，人只要食用了 0.01～0.05g 就会感染上急性砷中毒，要是用了 0.06～0.6g，患者就会死亡。非常可怕，为了生命安全，我们应当远离砷！这种情况导致的急性砷中毒患者，一般会出现一种叫做急性胃肠炎的症状。首先，患者会感到咽喉和食管处有非常灼热的感觉，十几分钟或者几个小时之后，就会出现恶心和呕吐，以及腹痛的症状。患者还会感觉到口渴和头晕。另外，因为砷还会损害患者的心肌和毛细血管，就会导致脱水、电解质紊乱等情况的出现。还有部分急性中毒患者会出现急性中毒性脑病，会出现头疼、头晕、兴奋、妄想以及抽搐和体温升高等症状。

慢性砷中毒：

慢性砷中毒的患者一般是在防护不当仍含有砷矿石冶炼的工厂，和带有三氧化二砷车间工作的工人，以及工厂附近的居民等等。工人长期在防护不当的车间工作，就很容易感染砷中毒。一些被工厂里面带有砷的废水污染了的水，会在附近居民饮用或者洗菜洗衣服的时候，传播到他们的身上。

慢性中毒患者最突出的表现就是皮肤受到了严重的损害。一些变了颜色的色素会沉淀在患者的任何身体部位，一般是花瓣状的形状，最常出现的是大腿和躯干等显眼位置。手掌和脚板的皮肤还会角化过度，除了脚板的角质明显增厚外，手掌的尺侧外缘，和手指的根部会出现很多小的或者谷粒状角化隆起的坏死了的角质。

慢性砷中毒患者还会出现脑衰弱综合症的症状，有少数患者的病情还会发展成门脉性肝硬化，但是只要医生动手术切除之后，病情就会好转。另外，慢性砷中毒患者还会出现肢端麻木等症状。

砷能引起癌症

科学家们早就已经查出来了，砷还有另外一个可怕的能力，那就是致癌！这种情况一般只会出现在经常和砷打交道的人身上，因此，这种砷中毒被称为砷所致职业性肿瘤。这种肿瘤已经被我们国家纳入了法定职业病。砷一般导致的是皮肤癌，这是一种职业性癌症。

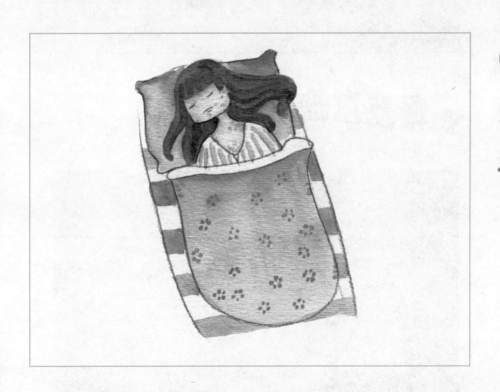

砷导致的皮肤癌会让患者身上的皮肤长丘疹，并且隆起的角化皮肤组织会更加角化斑，这种现象被称为浅表型基底细胞癌。这些花斑有的

像菜花，很容易演变或者升级成溃疡，这种溃疡是久治不愈的，也就是皮肤癌。另外，砷所导致的肺癌所出现的症状和一般的肺癌所出现的症状没有什么区别，但是砷中毒患者大多都有砷性皮肤损害。

小链接

砷中毒患者在饮食上要多注意，不要吃一些会损坏肝脏的食物，可以多吃一些清淡和补血的食物，比如红枣和动物的肝脏等。一些富含维生素及抗氧化的食物对患者的病情也有帮助，应该鼓励患者多吃。

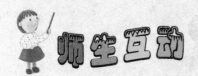

师生互动

学生：老师，在生活中，我们如何预防砷中毒？

老师：最容易砷中毒的是经常和带有砷的物质接触的人，也就是一些工厂。因此，工厂一定要改善条件，让生产空间密封，加强工人的护理。不要把那些带有砷的废弃物或者污水排到环境里面去，应该找专门的地方回收和处理，以便防止它们破坏环境和感染身边其他健康的人。对从事这些工作的人，一定要定期检查身体，看是否感染上砷。另外，一些拥有肝病或者神经系统疾病的人不要去从事这类工作。

我们爷爷奶奶最害怕的疾病：心肌梗死

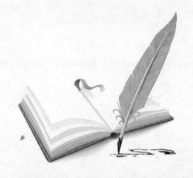

◎ 智智放学回家走到楼下的时候，看到楼下围了好多人，还有一辆救护车。

◎ 智智挤到了人群中间，看到医生抬着担架从一间房子里走了出来，担架上躺着一个老奶奶。

◎ 智智有些难过，他想不到那么善良的老奶奶还会生病。

◎ 站在一旁的一个中年人看了看智智

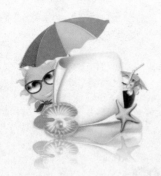

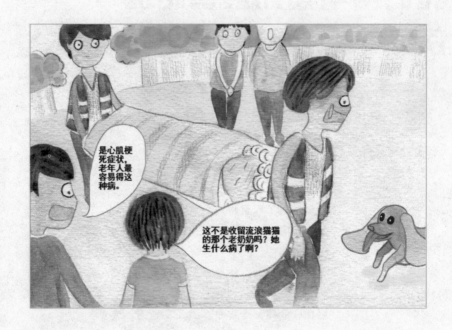

心肌梗死是一种什么病？

　　心肌梗死，是由冠心病所引起的。换句话说，只有冠心病患者才容易出现心肌梗死症状。这种病一般只有中老年人才会得，也就是我们的爷爷奶奶，最容易得这种病哦！心肌梗死患病的部位和冠状动脉供血区域是一样的，一般都只会发生在左心室，有接近一半的病情是发生在左

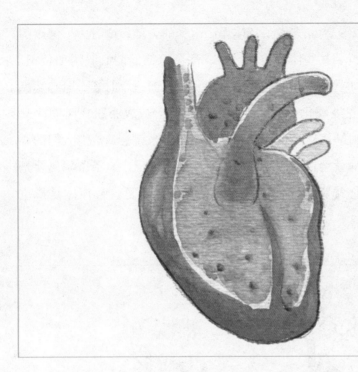

心室前壁和心尖部及室间隔前三分之二部位，这些部位都是心肌梗死发病的高发部位，因为这些地方能给冠状动脉前降支提供血液。另外还有一部分患者的病情是发生在左心室后壁、室间隔后三分之一部位及右心室大部分区域，另外还有一小部分的病情发生在左冠状动脉旋支供血的左室侧壁。心肌梗死一般都只会发生在这几个地方，很少病情会扩散到心房。

哪些情况之下会诱发心肌梗死？

在生活中，各种能增加老人心肌负担和耗氧量的事物，以及体力消耗和精神因素都有可能诱发冠心病患者心肌梗死。一般的诱发情况有以下几种：

一、过度劳累：当老人做了身体无法承受的劳动，或者为了健康的身体，而过度进行了某些体育运动之后，都会给他们的心脏增加负担。当心脏的负担被加重之后，就需要更多的氧气，而这个时候，冠心病患者的冠状动脉已发生硬化，不能扩张，从而就会造成心肌短时间内缺血。心肌一旦缺血缺氧就会造成动脉痉挛，反过来就会造成老人们的心肌缺少氧气，从而就会造成心肌梗死。所以，在生活中，爷爷奶奶要是过度劳累的话，你就要劝劝他们，先休息一下，毕竟，身体才是最重要的。

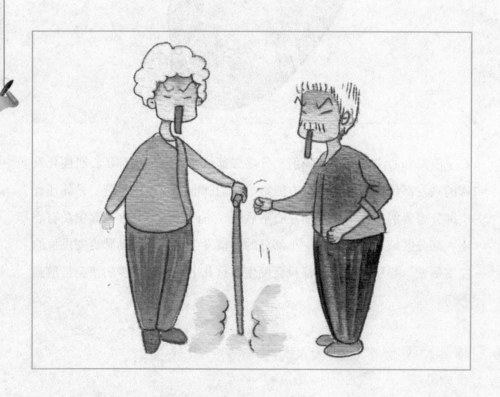

二、过度激动：有很多心肌梗死患者都是由于过度激动、紧张和愤怒而造成的。因为这些过度激动的情绪也会给心脏造成压力。曾经在美国就有一项数据指出，平均每 10 场球赛，就有 8 名观众会发生心肌梗死。这 8 名观众里面多以中老年人为主。

三、食物不节制：暴饮暴食也能诱发心肌梗死。不知道你有没有一种经历，当你的生日或者其他哥哥姐姐的生日到了的时候，或者某些重大的节日的时候，比如春节，你们的爷爷奶奶的胃口就特别好，吃得比平时多很多。

这个时候你就要特别注意了，因为心情突然放松，他们就会胃口大开，会吃很多含高脂肪高热量的食物。这些食物会让他们的血脂浓度突然升高，导致血黏稠度增加，以及血小板聚集性增高。这些东西会在冠心病患者的狭窄冠脉上形成血栓，从而就会导致心肌梗死。在爷爷奶奶吃饭的时候，要看着他们呢，适量就行了，就像我们小的时候他们照顾我们一样。

四：寒冷的刺激：有很多得了冠心病的患者，医生会叮嘱他们，一定要注意保暖。这是因为受了寒冷的刺激的话，也会引发心肌梗死。

五、便秘：便秘是老人最常出现的情况，虽然很严重，但是没有多少人重视过。便秘也能导致心肌梗死，因此，生活中要是你奶奶或者爷爷也有便秘的情况出现的话，一定要特别注意和重视。

患上心肌梗死之后会出现哪些症状？

有很多心肌梗死患者，在发病之前的 1～2 天或 1～2 周的时间内，都会出现征兆。最常见的征兆是，原来很稳定的心绞痛变得不稳定，没有任何时间没有任何场地的痛，或者，疼痛的时间会比以前都要长。因此，要是某一天你爷爷奶奶或者身边其他的老人也出现了这样的情况的话，就一定要注意了，要叫爸爸或者妈妈带他们去医院。不过，并不是所有的病人都会出现这样的征兆，还有一小部分的患者没有疼痛的感觉，主要表现症状是休克和急性心力衰竭。还有很小的一部分患者，本来是疼痛的，但是痛处会在腹部停止，这就让很多人误认为，患者可能是患上了胃病而错误就诊。不过，不管出现了什么样的预兆症状，都要赶紧去看医生哦，不然会越来越严重的。

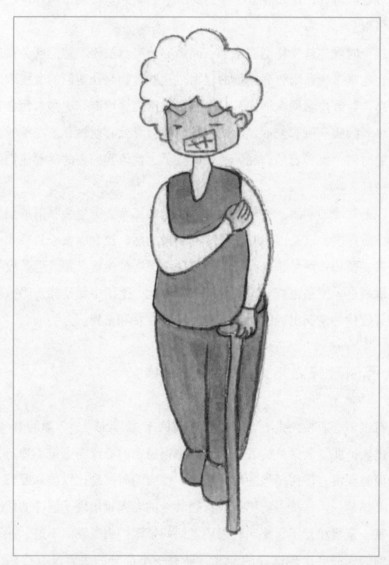

心肌梗死患者一般全身都会出现症状，最基本的就是全身会发热，白细胞会突然增高，血沉会增快，另外，还有百分之九十的患者的心跳速度会变得不正常。以上所说的这些症状一般都会出现在发病之后的24小时之内。另外，心肌梗死患者还会出现心力衰竭症状，主要以急性左心衰竭为主，这种症状的发生率不高，只有不到一半，为百分之三十二到百分之四十八不等。主要的表现是呼吸困难、烦躁不安和咳嗽等等。

小链接

患上心肌梗死之后，在医院里面度过最危险的一段时期之后，医生就会要求患者回家去修养。在家里，就需要注意一些习惯了，要好好保护，不然病情会加重呢！那么，需要注意一些什么呢？下面就让我来告诉你吧。

除了按照医生的叮嘱按时吃药之外，还要保证大便的通畅，不然会再次诱发的哦！另外，还要坚持体育锻炼，拥有一个好的身体。情绪不要太激动，不要去想一些容易让自己情绪激动的事情，也不要过度劳累，更不要抽烟和喝酒，也不要大吃大喝。因为，这些都会让心肌梗塞再次发生。

嘿嘿，只要做到了以上几点，心肌梗塞一般就不会复发啦！

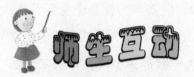

师生互动

　　学生：心肌梗塞患者要多运动，那么，什么锻炼才是最合适的呢？锻炼的时间有什么限制吗？

　　老师：运动项目倒没有什么特别的要求，每个患者的情况都不一样，可以根据自己的病情和体质还有年龄，以及个人爱好选择不同的运动项目。不过，建议最好选择步行、慢跑和骑自行车以及打太极等运动。运动的时间根据恢复的情况的不同也不一样，最开始的时候，不管做哪一项体育运动，时间最好都维持在 20 分钟至 30 分钟，以后慢慢根据病情的恢复，运动的时间可以增长一点，40～60 分钟不等。如果患者的体质实在是太脆弱的话，可以把某一项运动分成好几个时间段做完。

能迅速传染扩散的可怕病毒：鼠疫

◎智智很喜欢历史，这节是历史课，智智正在很认真地听着。

◎历史老师很认真地和自己的学生们讲着课。

◎听到这里，智智和同学们都大声地"啊"了一声，它们不知道是什么样的可怕病毒造成了这样的死亡数字。

◎历史老师很认真地和智智讲解着

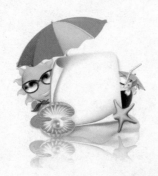

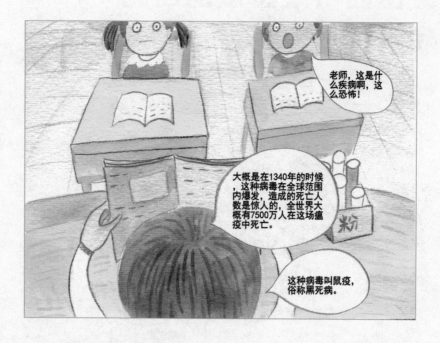

这个可怖的让几千万人死亡的病毒到底是个啥鬼东西？

　　这个可怕的东西叫鼠疫，也就是我们俗称的"黑死病"。这种病是由鼠疫耶尔森菌引起的。鼠疫耶尔森菌是一种非常可怕的东西，它可以被坏蛋研制成生物武器，然后威胁我们这个世界的和平。鼠疫耶尔森菌很微小，但是它的能量却是相当的大，要是谁感染了鼠疫耶尔森菌，不用相应的药物来医治的话，在不到一周的时间内，他就会死亡。

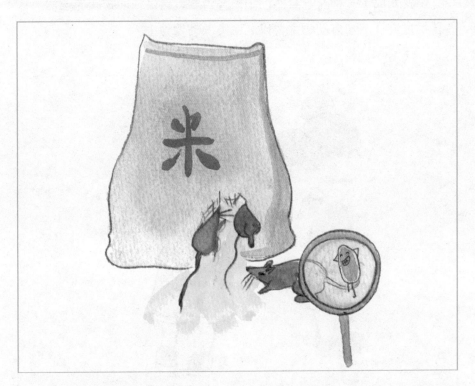

鼠疫耶尔森菌也俗称鼠疫杆菌，这是一种对自然环境抵抗力比较弱的细菌，尤其最怕干燥和热，还有一些消毒剂等东西，要是在阳光下暴晒或者用一百度的开水煮的话，不到一分钟，它们就上西天了。鼠疫杆菌却非常喜欢温度低的环境，在一些被冰冻起来的东西或者脓液、痰、蚤类动物和土壤等一些温度低的环境里，它可以存活至少一年以上的时间。

我们到底是怎么沾染上这个可怕的家伙的？

鼠疫是如此的可怕，我们平时躲都来不及，但是我们又是怎么惹上这个家伙的呢？下面就让我们慢慢来讲解。

鼠疫杆菌主要在啮齿动物中传播，这些动物传播来传播去，最后鼠疫杆菌就变成了一种非常自然的细菌，当然，这是在动物间的说法。这些传播鼠疫杆菌啮齿动物主要以老鼠类的动物为主。

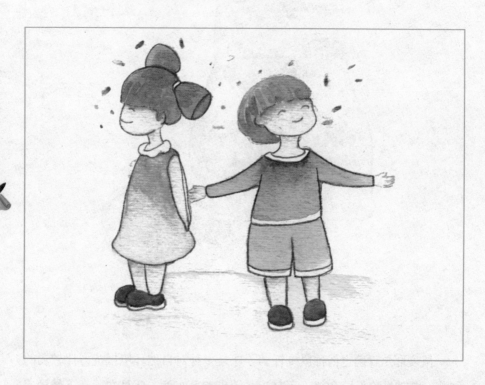

然后，潜伏在这些感染了鼠疫杆菌的动物的身上的跳蚤又把鼠疫杆菌传播到了人类的群体里面，因为跳蚤是吸血的动物，喝了感染了鼠疫杆菌的动物的鲜血之后，它们的身上也带有了病毒，然后这些跳蚤又去叮咬人类，人类也就感染上了这些病毒。

人类感染了这种病毒之后会出现非常可怕的场面，他们会去和一些健康的人类接触，但是那些健康的人不知道他们感染了这种病毒，于是，这种病毒就传到了这些健康的人身上，然后他们又去和另外一些健康的人接触……如此循环，感染这种病毒的人将会变得越来越多。然后，他们吐出的口水和痰里面也带有这种病毒，然后这种病毒又升华到了空气里面，被更多的人所吸收……啊！接着，传播的面积会变得非常广，感染的人群也会变得更加多！

要是我们感染上了这个病毒会出现什么样的可怕状况？

鼠疫的种类分为好几种，感染之后出现的情况也不一样，以下就简单地介绍下。

当我们感染上了鼠疫病毒之后，病毒首先通过我们的淋巴管进入我们的淋巴结，接着就会引起非常强烈的出血坏死性炎症反应，这也叫做腺鼠疫。腺鼠疫是一种非常常见的鼠疫疾病，感染之后最主要的表现是急性淋巴结炎。最开始的时候淋巴结会出现肿大的现象，但是扩张的速度非常快，很快又会波及淋巴结和它周围的神经组织，接着就会出现红肿热痛的症状。两至四天之后就会达到病的高峰期，接着就会波及到全身，要是治疗不及时，淋巴结就会很快化脓，然后破开，流出水渍，三至五天之后就会演变成严重毒血症或者休克，然后就会引发成败血症或者肺炎，接着就会死亡。

腺鼠疫还会转变或升级为肺鼠疫，肺鼠疫发病之后全身会发热，很快又会出现呼吸和胸痛以及呼吸急促咳痰等症状，咳出来的痰液最开始的时候为少量的黏液，但是很快吐出来的痰又会转变成泡沫状或者带着红色血液的血痰。感染肺鼠疫的人常常因为出血和休克等严重症状在两到三天内就死亡。患者在去世之前身体的颜色会变成黑紫色，因此，也有人把鼠疫称为"黑死病"。

还有一种叫做败血症型鼠疫，是肺鼠疫或腺鼠疫的升级和进化版本，败血症型鼠疫发病的时候身体会感到特别的冷，有时候也会感到特

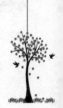

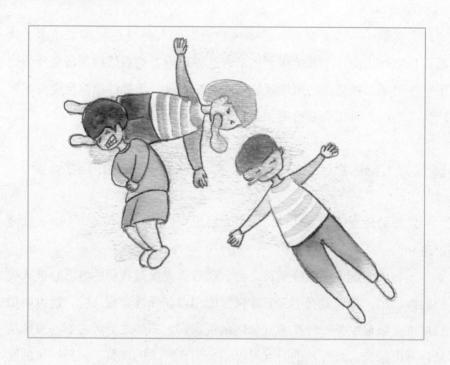

别火热，有时体温又没有什么其他的变化，还会说一些胡话，或者瞬间昏迷，接着又会发生感染性休克等，或者皮肤组织出血以及坏死等等。要是不及时治疗，最短一天时间，最短三天时间就会死亡。

小链接

鼠疫病毒是如此的可怕，但是你们可能不知道，还有比我们更怕鼠疫病毒的，这就是老鼠。老鼠要是感染了鼠疫杆菌，死亡速度比人类要快很多。但是有谁注意过老鼠身上的这些？老鼠是啮齿动物中最可怕的，但是还是有很多人喜欢它们，把它们当宠物来养，天啊！那真的是太可怕了。因此，为了我们的健康，我们应该远离这些肮脏的啮齿动物！

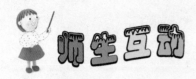

学生：前面说，鼠疫病毒传播的主要方式是跳蚤通过叮咬，那请问老师，还有其他的传播方式吗？

老师：还有的，不过都比较恶心。第一种就是你们因为淘气，用嘴巴去咬跳蚤，跳蚤的血液里面也是有病毒的，这样，病毒就传播到我们的身体里。还有一种的可能性比较小，就是把跳蚤的屎揉成屎蛋涂抹在自己的伤口上面，跳蚤的排泄物里面不仅有废弃消化掉的食物还有它本身所携带的病毒。

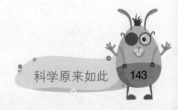

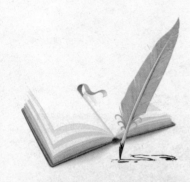

让吃饭都变成受罪的口腔溃疡

◎ 智智早晨起床后觉得舌头上有个地方特别疼。

◎ 智智妈妈走过来，仔细看看了看智智伸出的舌头，发现在舌尖偏下的位置有一个红色的圆形溃疡。

◎ 啊！口腔溃疡，我为什么会得口腔溃疡呢？

◎ 妈妈笑着说，还不是因为你平时挑食，不爱吃蔬菜。

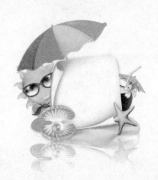

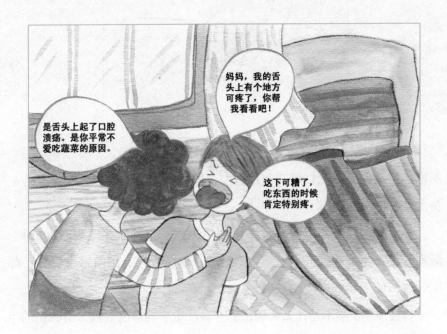

妈妈，我的舌头上有个地方可疼了，你帮我看看吧！

是舌头上起了口腔溃疡。是你平常不爱吃蔬菜的原因。

这下可糟了，吃东西的时候肯定特别疼。

口腔溃疡是什么病？

口腔溃疡是学名，生活中我们习惯了说上火或者口疮。患了口腔溃疡会很痛，但是不用太害怕，差不多一周之后，它就会自动痊愈了。也正是因为这个原因，很多得了口腔溃疡的人都不怎么管它，让它自生自灭。

口腔溃疡的面积和黄豆的大小差不多，形状是较为规则的圆形或卵

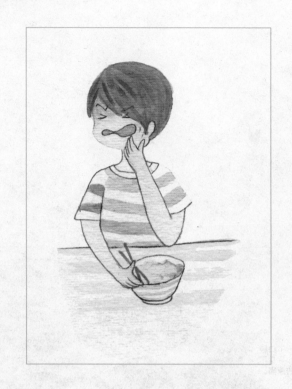

圆形，溃疡的表面比口腔其他地方要低陷一些，颜色也不一样，有的是灰白，有的又是黄色。

导致口腔溃疡的原因非常多，情绪焦虑、精神紧张、刺激性食物、激素分泌、免疫功能低下、维生素缺乏、病毒侵入、细菌感染等等，都能导致口腔溃疡的产生。

口腔溃疡虽然不是什么大病，但它会严重影响患者食欲，给我们的生活带来极大不便，吃东西的时候，溃疡的地方也会被食物顶得疼痛难受。

口腔溃疡既然有癌变的几率，那我们如果分辨它是否会癌变呢？

口腔溃疡和感冒一样常见，隔那么几个月就可能发生一次口腔溃疡。虽然大多数会自愈，但也有些口腔溃疡存在一定的癌变几率。会癌变的口腔溃疡是恶性口腔溃疡，不会癌变的口腔溃疡则是良性口腔溃疡。虽然两都有很多相似之处，但只要细心观察，就会发现，其实它们还是有很多种区别的！具体是什么样的区别，往下面看你就知道了：

根据溃疡时间来判断：良性口腔溃疡大多需要几天到一个月的时间就能恢复，而恶性口腔溃疡的病情却需要好几个月甚至一年的时间才能恢复。

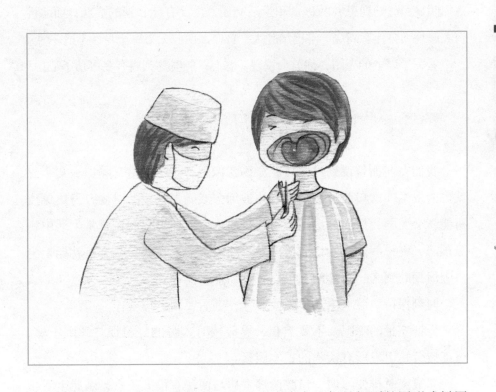

根据溃疡面的形态来判断：良性口腔溃疡一般是规则的圆形或椭圆形，边缘非常整齐，溃疡面与周围边界分明，凹陷处平滑而柔软，有明显疼痛的感觉；恶性口腔溃疡的形状大多不是规则形状，溃疡边缘与周围边界不清，凹陷处粗糙而坚硬，呈颗粒状，疼痛感和良性溃疡相比较，要轻很多。

根据发病次数来判断：良性口腔溃疡经常一个或几个地反复发病，好了又犯；而恶性口腔溃疡一旦发病就会持续很久不愈合，几乎不会复发。

根据溃疡对药物的反映来判断：良性口腔溃疡面使用消炎药物进行杀菌治疗后，通常很快溃疡面就会愈合；而恶性口腔溃疡对这类药物几乎没什么反应。

根据患者全身综合状况来判断：良性口腔溃疡仅仅是口腔内的溃疡面疼痛明显，影响到患者的进食和说话交谈，再没有什么别的症状；而恶性口腔溃疡则会伴有高烧、淋巴结肿大、贫血、四肢无力等全身性不适。

看完了以上的介绍，你就会发现，恶心口腔溃疡到底有多可怕了吧！

日常生活中我们该如何预防口腔溃疡呢？

我们在前面就说到过，口腔溃疡就像感冒一样平常，隔那么几个月就可能发生一次口腔溃疡。当身体被细菌或病毒入侵的时候，身体免疫机能就会变弱，口腔溃疡很容易趁机而入。但如果我们在日常生活中积极预防，将一些能诱发口腔溃疡发生的因素消灭在萌芽状态，就能拒绝口腔溃疡的到来！具体的，可以看看如下的操作：

时刻保持口腔卫生。早晚要刷牙，餐后要用漱口。

保证充足的睡眠。不要熬夜，养成按时入睡的好习惯。睡眠不够、过度疲劳是引发所有疾病的根本因素。

养成定时排便习惯。口腔溃疡发病与便秘有很大关系，因此生活中我们要养成每天定时排便的习惯。为了促进肠道蠕动，可以多喝水，因为水能清理肠道垃圾，使排便通畅。

多吃蔬菜水果。发生口腔溃疡的一个因素，即是体内缺乏维生素B2。而各种绿色蔬菜和水果中都含有大量的维生素。因此，要想有效地预防口腔溃疡千万不能偏食哦，要多吃点蔬菜和水果。

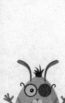

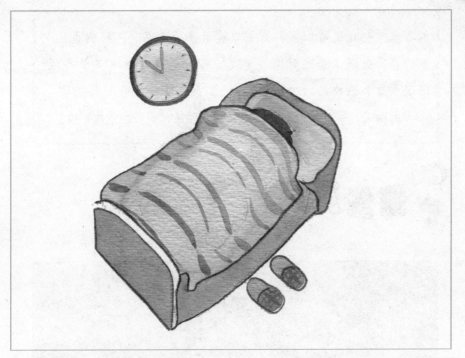

　　饮食清淡。辛辣、刺激性的食物很容易激发口腔黏膜病变，因此远离口腔溃疡，饮食尽量少油、少盐。

　　提高身体素质。口腔溃疡从医学角度来看是身体素质差的表现，要多做一些户外活动，提高自身免疫力，身体变得强壮了，任何疾病都会离你远远的。

小链接

　　在口腔溃疡的患者中，阿姨明显多于叔叔。这是因为阿姨们天生就心思细腻、敏感，对事情考虑得多，她们比叔叔更容易受一些不好的事情影响而引发抑郁、焦虑的情绪，这种急躁的心情就会直接增加她们患上口腔溃疡的几率。阿姨们也比叔叔们容易失眠，睡眠时间不充足，即使勉强睡着也多梦易醒，睡眠质量普遍较差，这又多了一个口腔溃疡的患病因素。

所以哦，平时妈妈和阿姨们睡觉的时候，不要去吵她们哦！

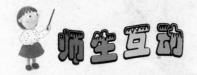

师生互动

学生：口腔溃疡真的很痛，有没有什么简单易行的方法能快速止痛呢？

老师：口腔溃疡虽然算不得什么大病，但也确实影响了我们的正常生活。不过还好，很多小偏方对口腔溃疡效果还是很不错的，不信你可以试一试哦。

1. 西红柿蘸白糖。取一个大西红柿蘸糖吃，最好能将汁液在发生溃疡的部位多含一会。西红柿含有大量维生素，白糖能杀菌，这两者结合，简直是口腔溃疡的专用药。不过，口腔溃疡本就疼痛明显，这两种食品又是专门来消灭溃疡面的细菌，自然对口腔溃疡患者来说像火上浇油一样更加疼痛，但良药苦口，效果非常不错哦。

2. 维生素C。把一片维生素C碾成末状，用棉签蘸取敷在溃疡面，开始几次疼痛难忍，后来痛感会越来越轻。维生素C能提高人体的免疫力，使人体内的被细菌消灭的白细胞快速繁殖，提高杀菌能力。

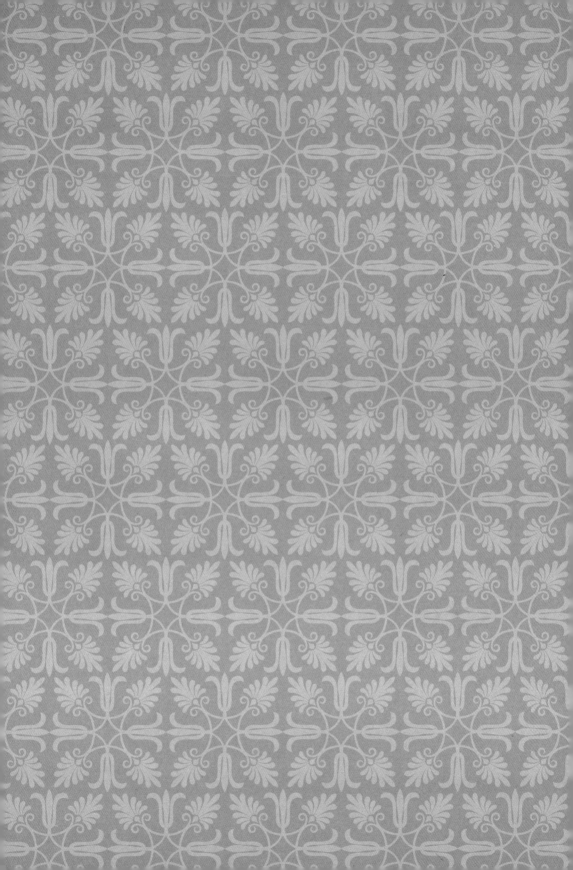

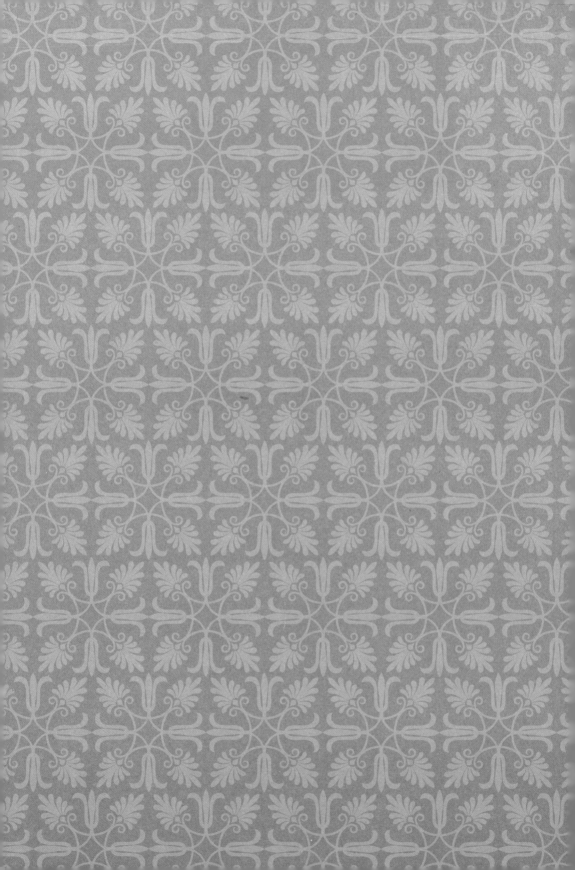